Die Persönlichkeit.

Pathologisch-psychologische Studien

von

Th. Ribot,
Professor am Collège de France,
Herausgeber der Revue philosophique.

Nach der vierten Auflage
des Originals mit Genehmigung des Verfassers übersetzt

von

Dr. phil. F. Th. F. Pabst.

Berlin.
Druck und Verlag von Georg Reimer.
1894.

Vorwort.

Seit dem Jahre 1884, in welchem wir diese Studien [1]) zum ersten Male veröffentlicht haben, sind die Störungen und Veränderungen der Persönlichkeit in zahlreichen Schriften behandelt worden [2]). Wegen der Fülle des dadurch angesammelten Materials kann es nicht in unserer Absicht liegen, die Ergebnisse der neueren Forschungen hier auch nur in einer kurzen Uebersicht mitzuteilen, wir müssten sonst den Umfang unseres Buches verdoppeln.

Ueberblickt man alle die verschiedenen Fälle, in welchen

[1]) [Les Maladies de la personnalité, par Th. Ribot, Professeur au Collège de France, Directeur de la Revue philosophique. 4e édition, revue et corrigée. Paris. Alcan. 1891. — Eine dänische Uebersetzung ist 1890 in Kopenhagen unter folgendem Titel erschienen: Dobbeltbevidsthed og dermed beslægtede sygdomme i det menneskelige jeg. Af Th. Ribot. Oversat af K. Ipsen. I. H. Schubothe. — Wir bemerken beiläufig, dass wir eigene Anmerkungen und wesentliche Zusätze überall durch eckige Klammern kenntlich machen werden. — P.]

[2]) Binet et Féré: Le Magnétisme animal; Binet: Études de psychologie expérimentale; Pierre Janet: L'automatisme psychologique; Azam: Hypnotisme, double conscience et altérations de la personnalité; Bourru et Burot: Variations de la personnalité; Paulhan: L'activité mentale et les éléments de l'esprit; W. James: Principles of Psychology, 1. Bd., 10. Kap.; zahlreiche Artikel in der Society for psychical Research. M. Dessoir: Das Doppel-Ich; u. s. w.

die Persönlichkeit, d. h. die Einheit des Ichs, in irgend einem Grade gelitten hat, — von den partiellen, leichten und vorübergehenden Veränderungen an bis zu der vollständigen Metamorphose des Ichbewusstseins —, so sieht man, dass der Hauptsache nach zwei grosse Kategorieen zu unterscheiden sind, nämlich einerseits spontane und andererseits willkürlich hervorgerufene Veränderungen.

Die spontanen, natürlichen Veränderungen sind nur der Beobachtung zugänglich und beruhen in schweren Fällen auf einer tiefgehenden und andauernden Störung der Lebensverrichtungen.

Die künstlichen, auf experimentellem Wege (und zwar meist durch die Hypnose) herbeigeführten Störungen kommen von aussen, sie dringen nicht immer bis in das eigentliche Innere des Individuums ein und sind, wofern man nicht durch häufige Wiederholung der Experimente eine neue geistige Gewöhnung begründet, meistens nur von kurzer Dauer.

Die Geschichte unseres Gegenstandes umfasst, obwohl sie sich höchstens über vierzig Jahre erstreckt, schon zwei verschiedene Perioden. Zuerst studierte man ausschliesslich die spontanen Veränderungen, in der zweiten Periode dagegen, welche nach der Wiederbelebung des Hypnotismus begann, hat man sich fast nur mit den künstlich hervorgerufenen Störungen beschäftigt. Die letzteren sind zwar, wie wir gern zugeben wollen, von grosser Bedeutung, doch neigen wir, solange nicht das Gegenteil erwiesen ist, mehr zu der Ansicht, dass die spontanen Veränderungen, welche vornehmlich, ja beinahe ausschliesslich den Gegenstand unseres vorliegenden Buches bilden, immer noch die sicherste Grundlage für das Studium der krankhaften Formen der Persönlichkeit abgeben.

Mai 1891. Th. Ribot.

Inhalt.

IV. Kapitel.

Die Auflösung der Persönlichkeit.

Schlussbetrachtungen.

Einleitung.

1.

Unter einer **Person** versteht man in der Psychologie gewöhnlich ein Individuum, welches ein klares Selbstbewusstsein hat und demgemäss handelt: es ist dies die höchste Form der Individualität. Die metaphysische Psychologie erkennt die **Persönlichkeit** allein dem Menschen zu und glaubt dieselbe genügend zu erklären, wenn sie ein vollkommen einheitliches, einfaches und sich selbst stets gleich bleibendes Ich annimmt. Leider aber haben wir damit wenig oder garnichts gewonnen. Denn will man diesem Ich nicht einen übernatürlichen Ursprung zuschreiben, so muss man dann immer noch erklären, wie dasselbe entsteht, und aus welcher niedrigeren Form es sich entwickelt. Die experimentelle Psychologie kann deshalb die Frage nicht in dieser Weise stellen und muss versuchen, die Lösung auf einem anderen Wege zu finden. Durch die Ergebnisse der Naturforschung wird sie belehrt, wie überaus schwierig es schon in sehr vielen Fällen ist, die Kennzeichen der **Individualität** festzustellen, die doch immerhin noch viel weniger kompliziert sind als diejenigen der **Persönlichkeit**; sie tritt den einfachen Erklärungen mit einem gewissen Misstrauen entgegen, und weit entfernt, an eine sofortige Lösung der Frage zu glauben, erwartet sie die Entscheidung derselben erst am Ende ihrer Untersuchungen als das Ergebnis mühsamen Forschens. Es darf uns deshalb nicht Wunder nehmen, dass die Anhänger der alten Schule die Vertreter der von ihnen nicht recht verstandenen neuen Richtung beschuldigen, ihnen ihr Ich stehlen zu wollen, obschon in Wirklichkeit niemand etwas derartiges versucht hat. Es sind jedoch in den beiden Lagern die Ausdrücke so ungleich und die Methoden so grundverschieden, dass eine Verständigung fortan nicht mehr möglich sein wird.

Auf die Gefahr hin, die Verwirrung noch zu vergrössern, wollen wir im folgenden den Versuch machen, festzustellen, was uns teratologische und krankhafte Fälle sowie andere Vorkommnisse, die einfach den Charakter des Aussergewöhnlichen tragen, über die Bildung der Persönlichkeit und über die Auflösung oder Zersetzung derselben lehren können. Wir werden dabei von vornherein darauf verzichten müssen, den Gegenstand erschöpfend zu behandeln; hierzu scheint uns die Zeit noch nicht gekommen zu sein.

Da die Persönlichkeit die höchste Form der seelischen Individualität ist, so müssen wir uns zunächst fragen: Was ist ein Individuum? Wenige Probleme sind von den Naturforschern der Jetztzeit lebhafter erörtert worden als gerade dieses, wenige sind aber auch mit Rücksicht auf die niederen Stufen des tierischen Lebens dunkler und rätselvoller geblieben. Wir können hier auf diesen Punkt noch nicht näher eingehen. Doch werden wir am Ende unserer Arbeit die Persönlichkeit, nachdem wir ihre wesentlichsten Grundelemente studiert haben, in ihrer Gesamtheit betrachten, und dann wird es an der Zeit sein, sie mit den niederen Formen, welche die ersten Versuche der Natur zur Hervorbringung einer Individualität darstellen, zu vergleichen. Wir werden dann auch zeigen können, dass das seelische Individuum lediglich als der Ausdruck des physischen Organismus angesehen werden muss, dass es je nach der Entwicklungsstufe, welche dieser einnimmt, tiefstehend, einfach und zusammenhangslos oder kompliziert und planmässig geeinigt ist. Vorläufig genügt es, daran zu erinnern, dass man bei einem allmählichen Hinabsteigen in der Reihe der Lebewesen sehen kann, wie sich das seelische Individuum durch eine mehr oder weniger vollständige Verschmelzung von einfacheren Individuen bildet, d. h. wie durch die zentralisierende Zusammenfassung von lokalen Einzelbewusstheiten nach und nach ein koloniales Bewusstsein entsteht. Diese naturwissenschaftlichen Entdeckungen sind von der grössten Wichtigkeit für die Psychologie. Sie zeigen uns das Problem der Persönlichkeit in einem ganz neuen Lichte, indem sie uns lehren, dass dasselbe von unten herauf studiert werden muss, und indem sie uns die Frage nahe legen, ob nicht auch die menschliche Person ein allmählich zusammengewachsenes Ganzes ist, dessen erste Anfänge nur durch die Kompliziertheit der Entwicklung verdunkelt werden, und dessen Ursprung wir überhaupt nicht erkennen könnten, wenn uns nicht das Vorhandensein einfacherer Organismen gewisse Aufschlüsse über den Mechanismus jener Verschmelzung gäbe.

Die menschliche Persönlichkeit, — strenggenommen die einzige, über welche wir als Menschen, zumal in einer pathologischen Untersuchung, ein kompetentes Urteil haben können, — ist ein konkretes Ganzes, ein Komplex. Wollen wir diesen Komplex verstehen, so müssen wir ihn zerlegen. Leider wird die Zerlegung hier sehr den Eindruck des Gekünstelten und Unnatürlichen machen, da sie Gruppen von Elementen trennt, die nicht einfach äusserlich zusammengestellt, sondern innerlich mit einander verknüpft sind, und deren gegenseitiges Verhältnis nicht das einer blossen Gleichzeitigkeit, sondern das einer innerlichen Abhängigkeit und Wechselwirkung ist. Trotzdem wird uns kein anderer Weg übrig bleiben. Wir werden auf Grund einer Einteilung, die sich hoffentlich durch sich selbst rechtfertigen wird, der Reihe nach die körperlichen, gemütlichen und intellektuellen Voraussetzungen der Persönlichkeit studieren, indem wir dabei ganz besonders Unregelmässigkeiten und Störungen des normalen Zustandes berücksichtigen. Am Ende unserer Untersuchung werden wir dann in der Lage sein, diese künstlich getrennten Elemente wieder zu organischen Gruppen zu vereinigen.

2.

Ehe wir aber zur Darstellung und Erklärung der Thatsachen übergehen, wollen wir, um von vornherein jede Undeutlichkeit und jedes Missverständnis zu vermeiden, zuerst den Begriff des Bewusstseins festzustellen suchen. Eine Monographie des Bewusstseins zu schreiben, kann hier nicht in unserer Absicht liegen; denn eine solche würde uns unter den Händen zu einer vollständigen Psychologie anwachsen; es wird genügen, die Frage in aller Kürze zu erörtern.

Der Hauptsache nach kommen nur zwei Hypothesen in Frage. Die eine, welche sehr alt ist, betrachtet das Bewusstsein als die psychische Grundeigenschaft, als das, was das eigentliche Wesen der „Seele“ oder des „Geistes“ ausmacht. Die andere stammt aus der neuesten Zeit: sie erblickt in dem Bewusstsein ein einfaches Phänomen, welches die Gehirnthätigkeit begleitet, einen Vorgang, der seine eigenen Existenzbedingungen hat und je nach den Umständen stattfindet oder unterbleibt.

Die erste der beiden Hypothesen herrscht, wie gesagt, seit Jahrhunderten, und man hat deshalb Gelegenheit gehabt, ihre Vorzüge und ihre Mängel genauer kennen zu lernen. Wir können dieselbe hier nicht ausführlicher widerlegen, doch möchten wir wenigstens das Eine konstatieren, dass sie völlig ausser stande ist, das unbewusste Leben des Geistes zu erklären. Lange Zeit hindurch hat sie dieses überhaupt garnicht berücksichtigt: die tiefsinnigen und richtigen Ansichten, welche Leibniz über diesen Punkt ausgesprochen hat, wurden vergessen oder jedenfalls nicht verwertet, und bis in unser Jahrhundert hinein haben sich die berühmtesten Psychologen mit wenigen Ausnahmen darauf beschränkt, die bewusste Seite ihres geistigen Lebens zu studieren. Als schliesslich die Frage immer brennender wurde und man allgemein einzusehen begann, dass eine Auffassung, nach welcher die bewusste Geistesthätigkeit das ganze seelische Leben repräsentieren soll, viel zu beschränkt sei, um in der Praxis verwendet werden zu können, da entstand eine grosse Verlegenheit. Man sprach nunmehr von „unbewussten Zuständen“, und dieser vieldeutige und halb sich selbst widersprechende Ausdruck verbreitete sich schnell und erlangte bald in allen Sprachen das Bürgerrecht; er lässt aber noch deutlich die Verworrenheit der Periode erkennen, in welcher er entstanden ist. Niemand konnte die unbewussten Zustände recht definieren. Die vorsichtigeren Psychologen konstatierten einfach das Vorhandensein derselben, ohne sich auf weitere Erklärungen einzulassen. Die Kühneren sprachen von „latenten Ideen“ oder von einem „unbewussten Bewusstsein“, gaben aber meistens selbst zu, dass auch diese Ausdrücke höchst unbestimmt und widerspruchsvoll seien. Sieht man wirklich die Seele als eine denkende Substanz an und betrachtet man die Bewusstseinszustände als Modifikationen derselben, so macht man sich einer offenbaren Inkonsequenz schuldig, wenn man dieser Substanz auch die unbewussten Zustände mit zuweist; alle sprachlichen Ausflüchte und dialektischen Kunstgriffe helfen hier nichts, und da man andererseits wieder die wichtige Rolle, welche die unbewussten Zustände im Seelenleben spielen, nicht in Abrede stellen kann, so kommt man aus der Verwirrung nicht heraus.

Die zweite Hypothese befreit uns von all dieser Wortfechterei; sie bringt mit einem Schlage die verschiedenen künstlichen und spitzfindigen Probleme in Wegfall, welche sich aus der ersten noch im einzelnen ergeben (z. B. die Frage, ob das Bewusstsein eine allgemeine oder eine partielle Fähigkeit ist), und jedenfalls hat sie den Vorzug der Sparsamkeit. Sie ist einfacher, klarer und konsequenter als die erste Theorie und unterscheidet sich von derselben hauptsächlich dadurch, dass sie das Unbewusste nicht p s y c h o l o g i s c h als „latente Ideen“ oder „nichtempfundene Empfindungen“ und dergleichen, sondern p h y s i o l o g i s c h als „Zustände des Nervensystems“ bezeichnet. Doch ist dies immerhin nur ein einzelner Punkt, bei dem wir jetzt nicht verweilen können; es ist wichtiger für uns, die Hypothese in ihrer Gesamtheit zu betrachten.

Wir gehen dabei von der Erwägung aus, dass der Begriff „Bewusstsein“, wie alle anderen abstrakten Begriffe, einer Zerlegung in konkrete Bestandteile fähig sein muss. Wie es in der Wirklichkeit nicht einen Willen im allgemeinen, sondern nur einzelne Willens*akte* giebt, so giebt es auch nicht ein Bewusstsein im allgemeinen, sondern nur Bewusstseins*zustände*. Es würde ein müssiges und aussichtsloses Unternehmen sein, eine Definition des Bewusstseinszustandes, d. h. also der Thatsache des Sichbewusstseins zu versuchen; der Bewusstseinszustand ist etwas unmittelbar Gegebenes, ein Faktum, das sich nicht weiter analysieren lässt. Die Physiologie lehrt uns, dass das Auftreten des Bewusstseins an die Thätigkeit des Nervensystems und im besonderen an die des Gehirnes gebunden ist. Dieses Verhältnis lässt sich aber nicht umkehren; denn obwohl jede seelische Thätigkeit eine Nerventhätigkeit voraussetzt, braucht durchaus nicht mit jeder Nerventhätigkeit eine seelische Thätigkeit verknüpft zu sein. Die Nerventhätigkeit ist viel ausgedehnter als die seelische Thätigkeit, und das Bewusstsein ist etwas neu Hinzukommendes. Das heisst mit anderen Worten: jeder Bewusstseinszustand ist ein verwickelter Vorgang, welcher auf einem besonderen Zustande des Nervensystemes beruht; dieser Nervenprozess ist nicht etwas Nebensächliches, sondern ein integrierender Teil und sogar die Grundlage und Grundbedingung des Vorganges; sobald der Nervenprozess eintritt, existiert jener Vorgang *an* sich; kommt das Bewusstsein noch hinzu, so existiert er *für* sich; das Bewusstsein vervollkommnet und beendet den Vorgang, aber es bildet nicht das eigentliche Wesen desselben.

Bei dieser Annahme wird es leicht begreiflich, dass sämtliche Sinnesempfindungen, Begehrungen, Gefühle, Willensakte, Erinnerungen, Vernunftschlüsse und Erfindungen, kurz alle Kundgebungen des Seelenlebens, bald bewusst, bald unbewusst sein können. Wenn die wesentlichen Grundbedingungen, d. h. die physiologischen Voraussetzungen, in jedem einzelnen Falle dieselben bleiben, und das Bewusstsein nur eine Vervollkommnung ist, hat diese Thatsache durchaus nichts Geheimnisvolles mehr.

Es fragt sich nun noch, warum die Vervollkommnung durch das Bewusstsein bald eintritt, bald fehlt. Denn behaupten wir, dass der physiologische Vorgang in dem ersten Falle nicht ein gewisses Element mehr enthält als in dem zweiten, so geben wir damit indirekt der von uns bekämpften Hypothese Recht. Dagegen würde unsere Hypothese zu einer wissenschaftlichen Wahrheit werden, wenn man feststellen könnte, dass jedesmal, wenn gewisse physiologische Voraussetzungen erfüllt sind, auch das Bewusstsein erscheint, und dass dasselbe zugleich mit den genannten Voraussetzungen aufhört oder variiert. Leider sind wir hiervon noch weit entfernt. Das Eine aber lässt sich mit Bestimmtheit voraussagen, dass man von dem Bewusstsein selbst die gewünschten Aufschlüsse nicht erhalten wird. Denn wie Maudsley richtig bemerkt, kann dasselbe nicht zugleich Wirkung und Ursache sein, es lässt sich mit den Molekularvorgängen, auf welchen es beruht, nicht identifizieren; es existirt nur einen Augenblick und besitzt nicht die Fähigkeit, vermöge einer unmittelbaren Anschauung auf seine nächsten physiologischen Voraussetzungen zurückzugehen; und selbst wenn es hierzu im stande wäre, würde es damit nicht sich selbst, sondern nur seine Ursache erfassen.

Unter diesen Umständen wäre es mehr als gewagt, wenn man schon jetzt versuchen wollte, auch nur ganz skizzenhaft die notwendigen und zureichenden Bedingungen für das Auftreten des Bewusstseins anzugeben. Man hat zwar durch Experimente an den Köpfen frisch enthaupteter Tiere überzeugend nachgewiesen, dass die Quantität und die Qualität des im Gehirn zirkulierenden Blutes bei den Bewusstseinserscheinungen eine grosse Rolle spielt. Ebenso weiss man, dass auch die Dauer der Nervenprozesse in den Gehirnzentren dabei von Wichtigkeit ist, da die psychometrischen Untersuchungen täglich lehren, dass ein Bewusstseinszustand eine um so längere Zeit in Anspruch nimmt, je komplizierter er ist, während die von vornherein automatischen oder nachträglich automatisch gewordenen Akte, welche mit ausserordentlicher Geschwindigkeit vollzogen werden, garnicht zum Bewusstsein gelangen. Schliesslich hat auch noch Herzen durch eingehende Untersuchungen gezeigt, dass das Erscheinen des Bewusstseins an die Abnutzungsperiode des Nervengewebes gebunden ist[1]. Aber alle diese Ergebnisse fördern uns nur in einzelnen Punkten: von einer wissenschaftlichen Erkenntnis kann erst dann die Rede sein, wenn man im stande ist, alle wesentlichen Bedingungen für die Entstehung eines Phänomens anzugeben.

Vielleicht wird uns die Zukunft die gewünschten Aufschlüsse bringen. Bis dahin stützen wir unsere Hypothese am besten wenn wir nachweisen, dass sie allein eine Haupteigenschaft des Bewusstseins (von Bedingungen soll nicht mehr die Rede sein) erklärt, nämlich den intermittierenden Charakter desselben. Um von vornherein jedes Missverständnis auszuschliessen, bemerken wir, dass wir unter Intermittenz des Bewusstseins nicht die Diskontinuität der Geisteszustände untereinander verstehen. (Bekanntlich hat jeder derselben seine Grenzen, welche ihm seine eigene Individualität wahren, ohne ihn an der Assoziation mit anderen Bewusstseinszuständen zu hindern.) Darum handelt es sich, wie gesagt, hier nicht, sondern um die wohlbekannte Thatsache, dass das Bewusstsein Unterbrechungen erleidet, oder um einen volkstümlichen Ausdruck zu wählen, dass man nicht immer denkt.

Die meisten Metaphysiker freilich haben dies geleugnet, doch es ist ihnen nie gelungen, ihre Behauptung wirklich zu beweisen, und da aller Anschein gegen die Richtigkeit derselben

---

[1] La condizione fisica della coscienza, Rom 1879. Le cerveau et l'activité cérébrale, 1887.

spricht, dürften gerade sie mit dem Onus probandi belastet bleiben. Ihre ganze Beweisführung besteht darin, dass sie sagen, die Seele müsse, weil sie ihrem Wesen nach eine denkende Substanz sei, unbedingt zu jeder Zeit einen gewissen Grad von Bewusstsein haben, wenn auch im Gedächtnis davon keine Spur zurückbleibe. Da aber unsere Hypothese gerade die eine der Prämissen, auf welche dieser angebliche Beweis sich gründet, bestreitet, leidet derselbe an dem Fehler einer Petitio principii, d. h. er ist eine Folgerung aus einer angefochtenen Voraussetzung. — Ein näheres Eingehen auf diesen Punkt liegt ausserhalb der Grenzen unserer Untersuchung, es genügt auch für unsere Zwecke, wenn wir den Leser kurz über denselben orientieren.

Wendet man sich ganz unbefangen zu der einfachen Beobachtung der Thatsachen, so stösst man zunächst auf eine grosse praktische Schwierigkeit, welche darin besteht, dass es in vielen Fällen unmöglich ist, zu entscheiden, ob wir es mit wirklicher Unbewusstheit oder nur mit einer Art Amnesie zu thun haben. Denn wenn ein Bewusstseinszustand nur sehr kurze Zeit dauert, sodass er sich nicht zu einer Erinnerung organisieren und überhaupt keine Spur seines Daseins zurücklassen kann, so ist es für das Individuum nicht anders, als sei er nie vorhanden gewesen. Und dass derartige rasch verschwindende und im Gedächtnis nicht haftende Bewusstseinszustände wirklich vorkommen, ist erfahrungsmässig nachgewiesen worden. Sieht man aber auch von diesen Fällen ab, so bleiben immer noch andere übrig, welche jeder unparteiische Beobachter einzig und allein durch das vollständige Fehlen des Bewusstseins erklären wird.

Man hat die Ansicht vertreten, dass es keinen traumlosen Schlaf gebe. Doch ist dies eine rein theoretische Behauptung, und der einzige Grund, den man zu Gunsten derselben geltend machen kann, ist der Umstand, dass Personen, welche man im Schlafe anredet oder befragt, mitunter passende Antworten geben, ohne sich nach dem Erwachen darauf besinnen zu können. Ein allgemeiner Schluss lässt sich auf diese einzelne Beobachtung nicht gründen.

Man muss ferner die sehr wichtige Thatsache berücksichtigen, dass alle diejenigen, welche sich mit der Frage beschäftigt haben, ob es einen vollständigen Schlaf des Gehirnes giebt, hochgebildete und thätige Geister sind (Psychologen, Aerzte und Litteraten), bei welchen das Gehirn immer wach ist und wie ein empfindliches Instrument beim geringsten Anstoss in Schwingungen gerät. Das Bewusstsein ist diesen Leuten sozusagen zur Gewohnheit geworden, und es lässt sich von ihnen am allerwenigsten erwarten, dass sie die Frage, ob man immer träume, im verneinenden Sinne beantworten werden. Anders ist es bei Leuten, welche vorwiegend körperliche Arbeiten verrichten. Ein Bauer, der fern von jeder geistigen Anregung Tag für Tag in dem engen Kreise seiner gewohnten Thätigkeit dahinlebt, hat in der Regel einen traumlosen Schlaf. Wenigstens kennen wir einige Männer dieses Standes, die den Traum als ein sehr seltenes Ereignis in ihrem nächtlichen Leben ansehen. Vereinzelt findet man einen so tiefen Schlaf sogar bei Leuten von hervorragender Geistesthätigkeit; z. B. versichern uns Lessing, Th. Reid und einige andere bedeutende Männer, niemals einen Traum gehabt zu haben. Es wäre auch kaum denkbar, dass ein Schlaf, der nach grossen körperlichen Anstrengungen eintritt, nicht wenigstens momentan traumlos sein sollte. — Die bei chirurgischen Operationen künstlich herbeigeführte Anästhesie steigert sich zwar nur selten bis zur vollständigen Empfindungslosigkeit, immerhin aber scheint aus einigen Fällen, welche gute Beobachter an sich selbst studiert haben[1]), hervorzugehen, dass bisweilen auf Sekunden oder Minuten, ja auf noch längere Zeit eine völlige Bewusstlosigkeit eintreten kann. Sehr häufig lässt sich ein vollständiges Erlöschen des Bewusstseins bei dem sogenannten epileptischen Schwindel

---

[1]) Man vgl. Lacassagne, Mémoires de l'Académie de médecine, t. III, 1869, pp. 30. 36.

konstatieren: es werden in diesem Zustande z. B. angefangene Sätze plötzlich abgebrochen, um dann, wenn der Anfall vorüber ist, genau an derselben Stelle wieder aufgenommen und fortgeführt zu werden[1]); doch tragen wir kein Bedenken, die unter dem Namen „automatisme comitial ambulatoire“ bekannten Zustände, welche Stunden, ja Tage lang anhalten, durch Amnesie zu erklären, zumal da einige der Patienten nach der Rückkehr zum normalen Zustande selbst erklären, es sei ihnen, als erwachten sie aus einem Traume. — Heftige Stösse und Schläge auf den Kopf, sowie überhaupt plötzliche Erschütterungen haben gewöhnlich Bewusstlosigkeit mit rückwirkender Amnesie zur Folge, d. h. die dem Unfalle unmittelbar vorhergehenden Ereignisse hinterlassen in dem Gedächtnis des Patienten keinerlei Spuren, und es entsteht auf diese Weise in dem geistigen Leben desselben eine Lücke von mehreren Sekunden oder Minuten. Dr. Hamilton, welcher diese Frage mit Rücksicht auf die gerichtliche Medizin an 26 gut beglaubigten Fällen sorgfältig studiert hat[2]), glaubt den Satz aufstellen zu dürfen, dass die rückwirkende Amnesie im geraden Verhältnis zu der Dauer der Bewusstlosigkeit stehe. Sei diese eine partielle und schnell vorübergehende, so erstrecke sich die rückwirkende Amnesie nur auf wenige Sekunden; sei sie dagegen eine totale und lang anhaltende, so nehme die Amnesie auch dementsprechend grössere Dimensionen an.

Gegen derartige Thatsachen wird sich kaum etwas einwenden lassen, wenn man nicht wieder zu der unvermeidlichen Hypothese seine Zuflucht nehmen will, dass man es mit Bewusstseinszuständen zu thun habe, von denen im Gedächtnis keine

---

[1]) Zahlreiche Beispiele dafür findet man bei allen Autoren, welche die Epilepsie behandelt haben. Ueber die unterbrochenen Sätze im besonderen vgl. man Forbes Winslow: On obscure Diseases etc. p. 322ff. — Maudsley, The Pathology of Mind, London 1879, p. 7ff.; — Puel, De la catalepsie (Mém. de l'Acad. de méd., 1856, p. 475).

[2]) Loss of consciousness in d. Medico-legal Society of New-York, 3. Serie, 1886, p. 206ff.

Spur zurückgeblieben sei. Diese Hypothese ist, wie gesagt, ganz willkürlich und kann nicht den geringsten Anspruch auf Wahrscheinlichkeit erheben. Weiss doch jeder, der zu Ohnmachten mit Bewusstlosigkeit neigt, dass man in einem solchen Zustande fallen und sich quetschen oder auch einen Stuhl umwerfen kann, ohne beim Erwachen davon die geringste Ahnung zu haben. Es lässt sich kaum annehmen, dass derartige doch garnicht so unbedeutende Vorfälle, wenn sie wirklich zum Bewusstsein gelangten, nicht wenigstens einige Sekunden lang in der Erinnerung haften sollten. Wir wollen garnicht in Abrede stellen, dass manchmal unter normalen oder krankhaften Verhältnissen, z. B. in der Hypnose, ein Bewusstseinszustand, der beim Erwachen keine Spur hinterlassen zu haben scheint, später wieder hervorgerufen werden kann, und wir sind auch gern bereit, die Zahl der Fälle, in denen eine vollständige Unterbrechung des Bewusstseins angenommen werden soll, nach Möglichkeit einzuschränken; es ist uns aber doch gelungen, nachzuweisen, dass Derartiges wirklich zu belegen ist, und schon das Vorhandensein eines einzigen Falles würde genügen, um der Annahme, dass die Seele eine denkende Substanz sei, unüberwindliche Hindernisse in den Weg zu legen. Die entgegengesetzte Hypothese giebt uns für alles eine einfache Erklärung. Denn ist das Bewusstsein ein von ganz bestimmten Bedingungen abhängiges Phänomen, so braucht man sich nicht mehr zu wundern, wenn es bisweilen fehlt.

Wenn hier der Ort dazu wäre, die Frage nach dem Wesen des Bewusstseins eingehend zu erörtern, so könnten wir zeigen, dass bei unserer Hypothese das Verhältnis des Bewussten zum Unbewussten seinen schwankenden Charakter verliert und keine Widersprüche mehr in sich schliesst. Das „Unbewusste“ ist für uns ein physiologischer Zustand, der zwar bisweilen und sogar in der Regel von Bewusstseinserscheinungen begleitet ist, in dem gerade vorliegenden Falle aber ohne dieselben verläuft. Diese Definition lässt sich unter allen Umständen einsetzen. Sie ist für die Psychologie negativ, für die Physiologie dagegen hat sie einen positiven Wert. Es wird durch sie konstatiert, dass bei jedem seelischen Vorgange das Wesentliche und eigentlich Wirksame der Nervenprozess ist, während das Bewusstsein lediglich als eine Begleiterscheinung angesehen werden muss. Bei dieser Sachlage ist es nicht mehr schwer zu verstehen, woher es kommt, dass alle Bethätigungen des Seelenlebens abwechselnd unbewusst und bewusst sein können. Sollen sie unbewusst sein, so ist es erforderlich und hinreichend, dass ein bestimmter Nervenprozess stattfindet, oder mit anderen Worten, dass eine bestimmte Anzahl von Nervenelementen, die eine bestimmte Assoziation bilden, mit Ausschluss aller anderen Nervenelemente und aller anderen möglichen Assoziationen in Thätigkeit tritt. Soll der Vorgang dagegen bewusst sein, so ist es erforderlich und hinreichend, dass zu dem Phänomen noch gewisse ergänzende Voraussetzungen hinzukommen, welche es zu einem bewussten machen, sonst aber das Wesen desselben in keiner Weise verändern. Man versteht dann auch, wie es möglich ist, dass so häufig die unbewusste Gehirnthätigkeit in aller Stille eine beträchtliche Arbeit verrichtet, die sich nach langer Inkubation dann plötzlich in unerwarteten Resultaten offenbart. Jeder Bewusstseinszustand stellt nur einen sehr kleinen Teil unseres Seelenlebens dar, weil er jeden Augenblick von unbewussten Zuständen getragen und sozusagen hervorgebracht wird. Jeder Willensakt z. B. entspringt aus dem tiefsten Grunde unseres Wesens; die Beweggründe, welche ihn begleiten und scheinbar erklären, sind immer nur ein geringer Teil seiner wahren Ursache[1]). Ebenso verhält es sich mit vielen unserer Sympathieen und Antipathieen; bemerken doch selbst Leute, die durchaus nicht zu innerer Selbstbeobachtung neigen, gelegentlich mit Verwunderung, dass sie bisweilen nicht im stande sind, für ihr Lieben und Hassen bestimmte Gründe anzugeben.

[[1]) Man vgl. darüber Th. Ribot, Der Wille (Les maladies de la volonté), übs. v. Pabst, Berlin. Reimer. 1893, besonders S. 148ff.]

Wir brauchen diese Beweisführung nicht weiter fortzusetzen. Wer sich für die Frage noch näher interessiert, mag den betreffenden Abschnitt in Eduard von Hartmann's „Philosophie des Unbewussten" nachlesen. Er findet dort alle Aeusserungen des unbewussten Geisteslebens übersichtlich zusammengestellt und kann an jedem einzelnen Falle die Probe machen, ob nicht unsere Hypothese immer die beste und ungezwungenste Erklärung bietet.

Es bleibt uns nun noch ein letzter Punkt zu besprechen übrig. Die Theorie, welche das Bewusstsein als ein Phänomen auffasst, und welche, wie wir hier nicht näher nachweisen können, von dem physiologischen Grundgesetz ausgeht, dass der Typus der Nervenaktion und die Grundlage jeder seelischen Thätigkeit der Reflex ist, hat bei vielen guten Köpfen deshalb Widerspruch gefunden, weil sie den Eindruck des Paradoxen und Erniedrigenden macht. Man findet, dass der Psychologie durch eine solche Hypothese jede feste Grundlage und alle Würde genommen werde, und kann sich nicht entschliessen, zu glauben, dass die höchsten Leistungen der Natur unbeständige, flüchtige und ihren Existenzbedingungen nach untergeordnete Nebenerscheinungen sein sollen. Und doch ist dies nur ein Vorurteil. Das Bewusstsein verliert nichts von seinem Werte, wenn es auch ein blosses Phänomen ist und aus bescheidenen Anfängen stammt; denn einerseits muss es rein an und für sich gewürdigt werden, und andererseits wird jeder, der sich auf den Standpunkt der Entwicklungstheorie stellt, das Hauptgewicht nicht auf den Ursprung, sondern auf die erreichte Höhe legen. Wie hoch das Bewusstsein in dieser Hinsicht steht, wird gerade durch seine Unbeständigkeit erwiesen. Denn die Erfahrung lehrt uns, dass in der Reihe der Naturgebilde die Zusammensetzungen nach oben hin immer komplizierter und unbeständiger werden. Wenn die Würde sich nach der Beständigkeit richtete, müsste der höchste Rang den Mineralien eingeräumt werden. Wir dürfen demnach jenen rein subjektiven und nur auf Gefühlen beruhenden Einwand ohne weiteres von der Hand weisen. Eher käme die Frage in Betracht, ob es nicht sehr schwierig ist, mit unserer Hypothese die Einheit und Kontinuität des bewussten Subjektes zu erklären; doch können wir hier auf diesen Punkt noch nicht eingehen; wir werden denselben weiter unten an passender Stelle zur Sprache bringen.

Eine schwache Seite hat übrigens die Theorie, welche das Bewusstsein als ein Phänomen ansieht, vorläufig immer noch: sie ist von ihren überzeugtesten Anhängern bisher stets in einer Form dargestellt worden, um deretwillen man dieselben als die Theoretiker des reinen Automatismus bezeichnet hat. Sie vergleichen das Bewusstsein z. B. gern mit dem Lichtstrahl, welcher aus einer Dampfmaschine hervordringt und dieselbe erhellt, ohne auf den Gang des Werkes den geringsten Einfluss auszuüben, oder mit dem Schatten, welcher die Schritte des Wanderers begleitet, aber selbst keinerlei bewegende Kraft besitzt. Sollen diese Bilder keinen anderen Zweck haben, als die Theorie fasslich und anschaulich zu machen, so lässt sich gegen sie nichts einwenden; versteht man sie dagegen wörtlich, so sind sie übertrieben und ungenau. Das Bewusstsein ist schon an und für sich ein neuer Faktor, und in dieser Thatsache liegt, wie wir gleich sehen werden, durchaus nichts Geheimnisvolles oder Uebernatürliches.

Zunächst besagt schon die Hypothese selbst, dass der Bewusstseinszustand zahlreichere (oder wenigstens andere) physiologische Bedingungen voraussetzt als derselbe Zustand, wenn er unbewusst bleibt, und daraus ergiebt sich, dass zwei Individuen, von denen sich das eine in dem ersten, das andere in dem zweiten Falle befindet, unter sonst ganz gleichen Umständen einander nicht völlig gleichgesetzt werden können.

Es lassen sich aber auch noch überzeugendere Beweisgründe anführen — nicht logische Deduktionen, sondern wirkliche Thatsachen. Wenn ein physiologischer Zustand zu einem Bewusstseinszustande geworden ist, so hat er dadurch schon an und für sich ein besonderes Gepräge erhalten. Er findet nicht mehr im Raume statt, d. h. er kann nicht mehr als die Arbeitsleistung einer gewissen Zahl von Nervenelementen angesehen werden, welche eine bestimmt begrenzte Oberfläche einnehmen, sondern er verläuft in der Zeit: er folgt einem anderen Zustande und geht einem weiter folgenden voraus, während es für den unbewussten Zustand weder ein Vorher noch ein Nachher giebt. Der Bewusstseinszustand kann wieder ins Gedächtnis zurückgerufen werden, d. h. das Individuum vermag ihn wiederzuerkennen und ihm unter anderen in seiner Erinnerung haftenden Bewusstseinszuständen eine bestimmte Stelle anzuweisen. Dadurch ist er ein neuer Faktor im Seelenleben geworden, ein Resultat, welches wieder irgend einer anderen bewussten oder unbewussten Arbeit als Ausgangspunkt dienen kann; und weit entfernt, das Produkt eines übernatürlichen Vorganges zu sein, lässt er sich vielmehr ganz und gar auf jene organische Einregistrierung zurückführen, welche die Grundlage jedes Gedächtnisses bildet.

Zur Verdeutlichung dieser Verhältnisse wollen wir einige Beispiele anführen. Betrachten wir zuerst einen Willensakt. Ein solcher ist immer ein Bewusstseinszustand, nämlich die Bekräftigung, dass etwas gethan oder verhindert werden soll. Er ist an sich nur das klare Endergebnis einer grossen Zahl von bewussten, halbbewussten und unbewussten Zuständen; sobald er aber zu einer deutlichen Bekräftigung geworden ist, bildet er in dem Leben des Individuums einen neuen Faktor: er markiert an der Stelle, welche er in der Erinnerung einnimmt, eine Reihenfolge von Begebenheiten, die bei einer zweiten Gelegenheit in derselben Weise oder mit Aenderungen wiederholt oder auch verhindert werden können. Bei den ohne Bewusstseinserscheinungen verlaufenden automatischen Akten ist etwas Aehnliches nicht zu beobachten. — An zweiter Stelle wollen wir an eine Thatsache erinnern, welche Romanschriftsteller und Dichter mit feiner Beobachtung der menschlichen Natur schon oft geschildert haben: es kommt vor, dass eine Leidenschaft, sei es nun Liebe oder Hass, lange unbewusst und ohne sich selbst zu kennen im Verborgenen gährt, bis sie endlich zu Tage tritt, über sich selbst

Klarheit erlangt und bewusst wird; sobald dies eintritt, ändert sich mit einem Schlage auch ihr Wesen: entweder nimmt sie an Stärke zu, oder sie wird durch entgegenwirkende Beweggründe gehemmt. Auch hier also ist das Bewusstsein ein neuer Faktor, welcher die psychologische Sachlage verändert. — Als drittes Beispiel endlich kann folgendes dienen. Man löst bisweilen ein Problem instinktiv, d. h. durch eine unbewusste Gehirnarbeit, während man ein anderes Mal einer ganz ähnlichen Aufgabe ratlos gegenübersteht. Das letztere wird dagegen kaum eintreten, wenn die Lösung das erste Mal durch bewusstes Denken gefunden worden ist; denn in diesem Falle bedeutet jeder Fortschritt eine neugewonnene Position, sodass man fortan nicht mehr planlos umherirrt[1]).

Diese aufs Geratewohl herausgegriffenen Beispiele zeigen zur Genüge, dass die oben erwähnten bildlichen Vergleiche nur dann Gültigkeit haben, wenn man die Bewusstseinszustände für sich allein betrachtet. So angesehen sind dieselben in der That nur wirkungslose Lichtblitze, nur Enthüllungen einer unbewussten Denkarbeit; betrachtet man sie aber im Zusammenhang mit der zukünftigen Entwicklung des Individuums, so sieht man, dass sie Faktoren von ausserordentlicher Bedeutung sind. Und was von der Entwicklung des einzelnen Individuums gilt, gilt auch von der Ausbildung und Vervollkommnung der Arten und Gattungsreihen. Selbst wenn man von psychologischen Erwägungen gänzlich absieht, muss man doch jedenfalls zugeben, dass schon allein im Kampf ums Dasein das Erscheinen des Bewusstseins auf der Erde den Beginn einer neuen wichtigen Epoche bezeichnet. Denn erst durch diese Vervollkommnnng der Lebensthätigkeit wird den Organismen das Ansammeln von Erfahrungen, d. h. eine Anpassung höherer Art, ermöglicht.

---

[1]) Der Wert der unbewussten Denkarbeit für Entdeckungen und Erfindungen wird durch diese Erwägungen übrigens nicht im geringsten geschmälert.

Wie das Bewusstsein entstanden ist, können wir hier nicht untersuchen. Man hat über diese Frage verschiedene geistreiche Hypothesen aufgestellt, doch gehören dieselben mehr in das Gebiet der Metaphysik und haben jedenfalls für die experimentelle Psychologie, welche das Bewusstsein als etwas Gegebenes hinnimmt, keine direkte Bedeutung.

Wie jede andere Lebenserscheinung ist auch das Bewusstsein zuerst vermutlich in sehr unvollkommener Form und anscheinend ohne besondere Wirkungskraft aufgetreten. Seine eigentliche Bedeutung kann es erst erlangt haben, als es anfing, Spuren zu hinterlassen und auf diese Weise in dem tierischen Organismus ein Gedächtnis im psychologischen Sinne des Wortes zu bilden, d. h. ein Gedächtnis, welches die Erfahrungen der Vergangenheit zum Nutzen der Zukunft aufspeichert. Hierdurch musste es zu einer neuen schätzenswerten Waffe im Kampf ums Dasein werden. Zu der unbewussten, blinden, zufälligen und von den äusseren Umständen abhängigen Anpassung kam jetzt eine bewusste und logische Anpassung, die von dem tierischen Organismus selbst abhing, und deren grössere Sicherheit und Schnelligkeit die Arbeit der natürlichen Auslese erheblich abkürzte.

Man sieht also deutlich, welche Rolle das Bewusstsein in der Entwicklung des Seelenlebens gespielt hat. Wir mussten uns bei diesem Punkte etwas länger aufhalten, weil die Anhänger der von uns vertretenen Theorie das Bewusstsein gewöhnlich nur in seiner gegenwärtigen Form betrachtet haben, ohne sich mit der Frage zu beschäftigen, welche Folgen das erste Erscheinen desselben auf der Erde gehabt haben muss. Man hat wohl gesagt, dass es erleuchtet, aber man hat nicht gezeigt, dass es etwas Neues hinzufügt. Wir wiederholen es deshalb noch einmal: Rein an und für sich betrachtet ist das Bewusstsein allerdings nur ein Phänomen, nur eine Begleiterscheinung, und falls es Tiere giebt, bei welchen es jeden Augenblick entsteht und verschwindet, ohne Spuren zu hinterlassen, kann man dieselben im strengsten Sinne des Wortes als geistige Automaten bezeichnen; sobald aber der Bewusstseinszustand in dem Organismus Spuren hinterlässt und sozusagen einregistriert wird, dient er der organischen Maschine nicht mehr lediglich als Indikator, sondern er wirkt in derselben fortan auch als Kondensator. Von blossem Automatismus kann unter solchen Verhältnissen nicht mehr die Rede sein.

Ist dies zugestanden, so werden die Einwände gegen die Theorie, welche das Bewusstsein als ein Phänomen ansieht, zum grössten Teile von selbst hinfällig, und man erkennt, dass diese Theorie durch unsere Auffassung nicht entkräftet, sondern vervollständigt wird.

I. Kapitel.

Körperliche Störungen der Persönlichkeit.

1.

Wir werden den körperlichen Voraussetzungen der Persönlichkeit eine ziemlich eingehende Betrachtung widmen müssen, weil alles auf ihnen beruht und durch sie erklärt wird. Die metaphysische Psychologie hat sich mit diesen Voraussetzungen so gut wie garnicht beschäftigt, und sie hat darin nur folgerichtig gehandelt, denn für sie kommt das Ich ja nicht von unten, sondern von oben. Wir dagegen glauben die Grundelemente der Persönlichkeit in den uranfänglichsten und einfachsten Lebenserscheinungen suchen zu müssen und sind der Ansicht, dass sie von diesen ihr eigentliches Gepräge erhält. Als Grundlage seiner seelischen Individualität dient jedem Lebewesen das körperliche Gemeingefühl, jenes Gefühl vom eigenen Leibe, welches bei uns Menschen gewöhnlich dunkel und unbestimmt ist, zu Zeiten aber doch auch recht klar und deutlich werden kann[1]). In diesem

[1]) Wir wollen beiläufig darauf hinweisen, dass auch schon ein grosser Metaphysiker, nämlich Spinoza, klar und bestimmt, obwohl mit anderen Worten, dieselbe Ansicht ausgesprochen hat. Er sagt im zweiten Teile seiner Ethik: „Der Gegenstand der Vorstellung, welche den menschlichen Geist ausmacht, ist der Körper . . . . . und nichts anderes“, und an einer anderen Stelle desselben Buches: „Die Vorstellung, welche das formale Sein des menschlichen Geistes

Gefühl haben wir das von den Scholastikern so eifrig gesuchte Individuationsprinzip zu erblicken, denn auf ihm beruht unmittelbar oder mittelbar alles. Man kann mit grosser Wahrscheinlichkeit annehmen, dass, je tiefer man in der Reihe der Lebewesen hinabsteigt, das Körpergefühl immer mehr Raum einnimmt, bis es schliesslich fast die ganze Individualität ausmacht. Bei dem Menschen dagegen und bei den höheren Tieren bedeckt die geräuschvolle Welt der Begehrungen, Leidenschaften, Empfindungen, Sinnesvorstellungen und Ideen diesen stillen Untergrund, und für gewöhnlich wird derselbe völlig vergessen, weil er sich nur selten bemerkbar macht. Es erinnert dies an gewisse Verhältnisse des sozialen Lebens. Die Millionen menschlicher Wesen, welche eine grosse Nation bilden, reduzieren sich in den Augen des eigenen Volkes und in denen der anderen Nationen auf einige Tausende, welche sozusagen das klare Bewusstsein ihres Staates bilden und die soziale Thätigkeit desselben auf allen Gebieten zum Ausdruck bringen; sie sind es, welche in der Politik, im Handel, in der Industrie und in dem höheren geistigen Leben den Ton angeben. Und doch wird alles Uebrige von jenen Millionen unbekannter Wesen geleistet, die, an der Scholle haftend, ein begrenztes Dasein führen und geräuschlos leben und sterben; ohne sie kann nichts geschehen; sie bilden den unerschöpflichen Ersatzboden, aus welchem von Zeit zu Zeit infolge einer plötzlichen Auslese einige Individuen an die Oberfläche steigen; diesen wenigen durch Talente, Macht oder Reichtum Ausgezeichneten ist nur ein kurzes Eintagsdasein beschieden, denn die Entartung, der Fluch alles dessen, was sich erhebt, bringt sie oder ihre Nachkommen bald wieder zu Falle, während die geräuschlose Arbeit der unbekannten Millionen unaufhörlich neue führende Geister hervorbringt und denselben ihren Stempel aufdrückt.

Die metaphysische Psychologie beschäftigt sich nur mit den

---

ausmacht, ist nicht einfach, sondern aus sehr vielen Vorstellungen zusammengesetzt.“ (Lehrsätze 13 und 15; man vgl. auch die Anm. zum 17. Lehrsatz.)

Höhepunkten des bewussten Lebens, und die innere Selbstbeobachtung lehrt nicht genug über die Vorgänge im Innern des Körpers; wir verdanken deshalb die wichtigsten Aufschlüsse über das Gemeingefühl nicht der Psychologie, sondern der Physiologie.

1840 definierte Henle das Gemeingefühl oder die Coenaesthesis als den „Tonus" der Empfindungsnerven, oder die Wahrnehmung des Zustandes mittlerer Thätigkeit, in welchem diese Nerven sich fortwährend und selbst dann befinden, wenn kein äusserer Eindruck auf sie einwirkt[1]), und an einer anderen Stelle sagte er 1841: „Das Gemeingefühl ist die Summe, das ungesonderte Chaos von Sensationen, welches dem Selbstbewusstsein fortwährend von allen empfindenden Teilen des Körpers zugeführt wird[2])." Bestimmter noch drückte sich E. H. Weber aus. Er verstand unter der Coenaesthesis ein inneres Empfindungsvermögen, einen inneren Tastsinn, welcher das Sensorium über den mechanischen und chemisch-organischen Zustand der Körperhaut, der serösen Häute und Schleimhäute, der Eingeweide, der Muskeln und der Gelenke auf dem Laufenden halte.

In Frankreich wandte sich zuerst Louis Peisse, ein philosophisch gebildeter Arzt, gegen Jouffroy's Lehre, dass der Mensch seinen eigenen Körper nur objektiv als eine ausgedehnte feste Masse kenne, die allen anderen Körpern des Weltalls ähnlich sei, ausserhalb des Ichs stehe und dem wahrnehmenden Subjekte ebenso fremd sei wie sein Tisch oder sein Kachelofen. Er zeigte, dass unsere Kenntnis vom eigenen Körper vor allen Dingen eine ganz subjektive sei. Obschon er in seinen Ausdrücken noch etwas zaghaft ist, erscheint uns die Beschreibung, welche er von diesem Körperbewusstsein giebt, so treffend, dass wir uns nicht

---

[1]) [Ribot zitiert diese Stelle aus den „Pathologischen Untersuchungen" vom Jahre 1848, S. 114. Uns ist es trotz mehrfacher Bemühungen nicht gelungen, diese Auflage des Henle'schen Buches zu erlangen. In der Auflage von 1840 findet sich nichts Entsprechendes. — P.]

[2]) Allgemeine Anatomie 1841, S. 728.

versagen können, dieselbe hier vollständig mitzuteilen. „Steht es wirklich fest“, fragt er, „dass wir von der Ausübung unserer leiblichen Funktionen schlechterdings keine Kenntnis haben? Ein klares, deutliches und bestimmt lokalisierbares Bewusstsein, wie von den äusseren Eindrücken, haben wir von jenen Vorgängen allerdings nicht; wohl aber können wir davon ein dumpfes, undeutliches und sozusagen latentes Bewusstsein haben, das sich vielleicht mit dem Bewusstsein von den Empfindungen vergleichen lässt, welche die Atembewegungen hervorrufen und begleiten, und die wir trotz ihres unaufhörlichen Wiederkehrens kaum bemerken. In der That könnte man jenes eigentümliche Gefühl, welches uns unausgesetzt und unablässig von der Anwesenheit und dem augenblicklichen Zustande unseres Körpers unterrichtet, wohl als einen fernen, schwachen und verworrenen Widerhall der allgemeinen Lebensarbeit betrachten. Fast immer hat man dieses Gefühl irrtümlicherweise mit den zufälligen örtlich begrenzten Eindrücken zusammengeworfen, welche im wachen Zustande das Empfindungsvermögen erwecken, weiter anreizen und in Thätigkeit erhalten. Obschon diese Empfindungen ebenfalls nie aufhören, sind sie doch nur flüchtige und vorübergehende Erscheinungen auf der wechselvollen Schaubühne des Bewusstseins, während im Hintergrunde das Gemeingefühl ununterbrochen fortbesteht. Condillac nannte die Coenaesthesis treffend das Grundgefühl des Daseins, Maine de Biran bezeichnete sie als das Gefühl der empfindenden Existenz. Das Gemeingefühl bewirkt, dass der Körper dem Ich fortwährend als der seinige erscheint, und es giebt dem geistigen Subjekte die Empfindung, dass es ein durch die Ausdehnung des Organismus begrenztes gewissermaassen örtliches Dasein führt. Mit unablässiger Treue unterrichtet es das Bewusstsein jeden Augenblick über den Zustand des Körpers; es enthüllt die innersten Tiefen des Seelenlebens und beweist, wie eng und unauflöslich dasselbe mit dem Leben des Körpers verknüpft ist. Bei dem gewöhnlichen Gleichgewichtszustande, welcher das Wesen der vollkommenen Gesundheit ausmacht, ist dieses Gefühl, wie gesagt, immer kontinuierlich, einförmig und gleichmässig, weshalb es zu dem Ich nicht als eine scharf unterschiedene, lokalisierte Spezialempfindung gelangt. Soll es deutlich bemerkt werden, so muss es eine gewisse Stärke erreichen; es bekundet sich dann in einem unbestimmten Eindruck von allgemeinem Wohlbefinden oder Unwohlsein; im ersten Falle giebt es eine einfache Erhöhung der Lebensthätigkeit zu erkennen, im zweiten eine krankhafte Störung derselben. Doch bleibt das Gefühl des Unwohlseins gewöhnlich nicht so lange unbestimmt, sondern bald lokalisiert es sich, um als spezieller Schmerz in dem oder jenem Körperteile zu erscheinen. Auf indirektem Wege, aber darum nicht weniger deutlich, erkennt man mitunter das Körpergefühl, wenn es an irgend einem Punkte des Leibes, z. B. in einem gelähmten Gliede, zu fehlen beginnt. Ein solches Glied steht immer noch in natürlicher Verbindung mit dem Aggregate des lebenden Körpers, aber es gehört sozusagen nicht mehr zu dem Gebiete des leiblichen Ichs. Es wird von diesem Ich nicht mehr als das seinige empfunden, und die negative Thatsache dieser Trennung bekundet sich durch eine positive spezielle Empfindung, die jedem bekannt ist, welchem einmal bei kaltem Wetter oder infolge eines Druckes auf die Nerven ein Körperteil „eingeschlafen“ ist. Die beschriebene Empfindung ist nichts anderes als der Ausdruck dafür, dass in dem Gemeingefühl eine Lücke eingetreten ist; sie beweist, dass der Lebenszustand des gelähmten Gliedes früher thatsächlich, wenn auch nur dunkel, gefühlt worden ist und einen Teil des allgemeinen Gefühls von dem Leben des organischen Ganzen gebildet hat. Vielleicht macht uns ein Bild den Sachverhalt deutlicher. Fährt man lange in einem Wagen, so beachtet man schliesslich das anhaltende eintönige Rollen der Räder nicht mehr, und doch wird dasselbe immer noch von den Ohren vernommen, denn sobald es einmal plötzlich aufhört, bemerkt man die Unterbrechung sofort. Aehnlich verhält es sich mit dem Grundgefühl des organischen Lebens, welches nach unserer Annahme nur eine Resultante der Eindrücke ist, die an allen lebenden Punkten des Körpers durch die funktionelle innere Bewegung hervorgebracht und dem Gehirn entweder unmittelbar durch die zerebrospinalen Nerven oder mittelbar durch die Nerven des vegetativen Systems übermittelt werden."

So schrieb Peisse im Jahre 1844 [1]). Seitdem haben sich Physiologen und Psychologen bemüht, die Elemente des Gemeingefühls im einzelnen zu erforschen. Sie haben festgestellt, welche Beiträge jede Lebensfunktion dazu liefert, und haben gezeigt, wie vielfach zusammengesetzt dieses verworrene Gefühl ist, welches nur dann zu unserem Bewusstsein gelangt, wenn es sich über sein gewöhnliches Niveau erhebt oder unter dasselbe hinabsinkt, und das durch seine Kontinuität zu unserem Ich geworden ist, sodass eine Analyse desselben eine Analyse unseres eigenen innersten Wesens bedeuten würde.

Genaueres über den Anteil der Lebensverrichtungen am Gemeingefühl findet man in Spezialwerken [2]), hier müssen wir uns mit einer zusammenfassenden Darstellung dieser Verhältnisse begnügen.

Zunächst kommen die mit der Atmung zusammenhängenden Gemeinempfindungen in Betracht, das Gefühl des Wohlbehagens beim Einatmen reiner Luft und das erstickende Gefühl, das durch den Aufenthalt in einem geschlossenen Raume mit schlechter Atmosphäre hervorgebracht wird. — Ferner sind die Gefühle des Verdauungskanales zu nennen und andere noch allgemeinere Empfindungen, welche auf dem Ernährungszustande beruhen. Hunger und Durst z. B., welche bestimmt lokalisiert zu sein scheinen, sind in Wahrheit ganz allgemeine Gefühle: sie bringen als Notschreie des zu arm gewordenen Blutes ein Missbehagen des gesamten Organismus zum Ausdruck. Für den Durst haben

---

[1]) In einer Anmerkung zu seiner Ausgabe von Cabanis' Rapports du physique et du moral, S. 108f.

[2]) Man vgl. besonders Bain: The Senses and the Intellect I, Kap. 2. und Maudsley, The Pathology of Mind, London 1879, S. 30ff.

dies besonders die Experimente Cl. Bernard's erwiesen. Derselbe beruht, wie jener Gelehrte gezeigt hat, nicht auf der lokalen Trockenheit des Schlundkopfes, sondern auf einem Wassermangel im ganzen Körper. — Diejenige Funktion, welche wohl den grössten Einfluss auf das Seelenleben hat, und deren Schwankungen den Hauptfaktor bei den individuellen Verschiedenheiten der Menschen und beim Wechsel im Befinden und in der Stimmung des einzelnen Individuums bilden, ist der allgemeine und örtliche Blutumlauf. — Weiterhin kommen die durch den Zustand der Muskeln hervorgerufenen Gemeinempfindungen in Betracht, das Gefühl der Ermüdung und Erschöpfung und sein Gegenteil, und schliesslich auch die Summe derjenigen Muskelempfindungen, welche in Verbindung mit den von aussen kommenden Empfindungen des Gesichts- und Gefühlssinnes eine so grosse Rolle bei der Bildung unserer Vorstellungen spielen. Selbst an und für sich betrachtet, in seiner rein subjektiven Form, hat die Muskelsensibilität immer noch die Bedeutung, dass sie uns über den Grad der Zusammenziehung oder Erschlaffung der Muskeln, über die gegenseitige Stellung unserer Glieder u. s. w. unterrichtet. — Die Gemeinempfindungen, welche von den Geschlechtsteilen herrühren, lassen wir jetzt absichtlich aus dem Spiel; wir werden auf dieselben zurückkommen, wenn wir von den gemütlichen Grundlagen der Persönlichkeit zu reden haben.

Veranschaulicht man sich noch einmal die grosse Zahl und Mannigfaltigkeit der verschiedenen Lebensfunktionen, welche wir hier in aller Kürze und ohne feinere Unterscheidungen angeführt haben, so wird man einigermaassen verstehen, was der Ausdruck „die körperlichen oder physischen Grundlagen der Persönlichkeit" bedeutet. Die geringe Intensität jener Prozesse wird durch ihre niemals unterbrochene Kontinuität aufgewogen; diese macht sie zu wichtigen Elementen des Seelenlebens. Wenn daher die höheren Formen der Geistesthätigkeit verschwinden, erlangen sie das Uebergewicht. Einen deutlichen Beweis dafür liefern die angenehmen oder unangenehmen Träume, welche durch die Organempfindungen hervorgerufen werden (Alpdrücken, erotische Träume u. s. w.). Man kann sogar mit ziemlicher Bestimmtheit angeben, welche Rolle jedes Organ in derartigen Träumen spielt: die Empfindung einer drückenden Last scheint besonders auf Störungen der Atmungs- und Verdauungsorgane zu beruhen, das Gefühl des Kämpfens und Ringens auf Unregelmässigkeiten der Herzthätigkeit. In seltenen Fällen machen sich wohl auch krankhafte Empfindungen, die am Tage unbeachtet geblieben sind, im Schlafe als warnende Vorzeichen bemerkbar. So träumte Armand de Villeneuve, dass er von einem Hunde ins Bein gebissen werde; einige Tage darauf brach an dem Beine ein Krebsgeschwür aus. Gessner träumte, es verwunde ihn eine Schlange an der linken Körperseite, und auch bei ihm entstand nicht lange nachher an der betreffenden Stelle ein bösartiges Geschwür, an dem er starb. Macario glaubte im Traume ein starkes Halsleiden zu haben; er wachte noch gesund auf, aber einige Stunden später wurde er von einer heftigen Mandelbräune befallen. Ein anderer, der im Traume einen Epileptischen gesehen hatte, wurde bald darauf selbst epileptisch, und eine Frau, welche geträumt hatte, sie unterhalte sich mit einem Stummen, fand beim Erwachen, dass sie ihre eigene Stimme verloren hatte. — Alle diese Fälle liefern uns thatächliche Beweise für das Vorhandensein jener dunklen Reize, welche aus den Tiefen des Organismus zu den Nervenzentren gelangen und neben dem bewussten Leben mit seinem nimmer ruhenden geräuschvollen Treiben für gewöhnlich nicht zur Geltung kommen.

Solange die Psychologie nur den Thatsachen des bewussten Lebens Bedeutung beimaass, musste sie natürlich das Studium der körperlichen Elemente der Persönlichkeit gänzlich vernachlässigen; dagegen lag es im Beruf der Aerzte, sich gerade mit diesen zu beschäftigen. Die so oft angegriffene, aber immer wieder in anderer Form auftauchende [1]) Lehre von den vier

---

[1]) Kürzlich hat Henle in seinen ‚Anthropologischen Vorträgen‘

Temperamenten, welche ebenso alt wie die ärztliche Kunst selbst sein dürfte, ist ein schwankender, unbestimmter Ausdruck für die Haupttypen der physischen Persönlichkeit mit den wichtigsten darauf beruhenden seelischen Charakterzügen. Die wenigen Psychologen, welche die menschlichen Charaktertypen studiert haben, wie z. B. vor mehr als einem Jahrhundert Kant, haben ihre Theorieen daher auch immer wieder auf jene Lehre gegründet. Und in der That würde die Frage nach dem Wesen der Persönlichkeit bedeutend vereinfacht werden, wenn die Temperamente wissenschaftlich bestimmt werden könnten. Mittlerweile müssen wir uns vor allem von der vorgefassten Meinung befreien, dass die Persönlichkeit ein aus einer höheren Sphäre stammendes geheimnisvolles Etwas sei, das in der Natur ohne gleichen dastehe. Ein Blick auf die Tiere in unserer Umgebung lehrt uns, dass die Verschiedenheit, welche z. B. zwischen Pferd und Esel oder zwischen Gans und Ente zu bemerken ist, also das Individuationsprinzip jener Tiere, einzig und allein auf einer Verschiedenheit ihrer Organisation und ihrer Anpassung an die Lebenssphäre beruhen kann, woraus sich dann wieder die physischen Konsequenzen ergeben, und dass die innerhalb derselben Spezies zwischen den einzelnen Individuen bestehenden Unterschiede im Grunde ebenfalls keine andere Ursache haben können. Und nichts berechtigt uns, dem Menschen in dieser Hinsicht

(1876, S. 122ff.) den Versuch gemacht, die verschiedenen Temperamente mit dem „Tonus“ der Empfindungs- und Bewegungsnerven d. h. mit dem Grade ihrer Erregbarkeit oder mittleren Thätigkeit in Verbindung zu bringen. Den niedersten Nerventonus hat, wie er ausführt, der Phlegmatiker; die lebhafteste Thätigkeit mit rasch darauf folgender Erschöpfung entwickeln die Nerven des Sanguinikers; beim cholerischen Temperamente ist der Tonus ebenfalls ein hoher, aber die Nerven halten in ihrer Arbeit länger aus; das melancholische Temperament endlich kann nicht einfach nach dem Grade der Nerventhätigkeit bestimmt werden: es setzt einen hohen Tonus voraus, der mehr dazu neigt, in Gemütsbewegungen als in Willenshandlungen zum Ausdruck zu kommen.

eine Sonderstellung zuzuweisen; der einzige Unterschied ist der, dass bei ihm die ungleich grössere Entwicklung des Verstandes und des Gemütes den wahren Thatbestand verdunkelt und die ursprünglichen Verhältnisse nicht mehr erkennen lässt.

Es fragt sich nun, ob in der Natur eine rein physische Persönlichkeit vorkommt, d. h. eine Persönlichkeit, die in dem einfachen Gefühl vom Zustande des Organismus besteht, eine Art des Seins, welche jedes klaren oder dunklen, gegenwärtigen oder reproduzierten Bewusstseins von einer Aussenwelt entbehrt. Wenn wir nur die höheren Tiere ins Auge fassen, muss die Antwort negativ lauten; denn bei diesen kann eine solche Persönlichkeit nur vermöge einer künstlichen Abstraktion gedacht worden. Anders verhält es sich mit den niederen Tieren. Bei den sehr tiefstehenden Arten, allerdings nicht bei den alleruntersten, findet sich höchstwahrscheinlich jene einzig und allein in dem Gefühl vom eigenen Körper bestehende Form der seelischen Individualität.

Was die allerniedrigsten Tierarten anlangt, für welche als Beispiel die vielzelligen Individuen dienen können, d. h. Organismen, die aus lauter unter sich gleichartigen Zellen bestehen, so zeigen diese eine solche Einförmigkeit des inneren Aufbaues, dass jedes Element ein Sonderdasein führt und jede Zelle ihre eigene Lebensthätigkeit entfaltet. Ein solcher Organismus ist in Wahrheit ebensowenig ein Individuum, als sechs Pferde, welche einen Wagen nach derselben Richtung hin ziehen, zusammengenommen ein einziges Pferd bilden. Es kann hier weder von einer Koordination noch von einem Konsensus, d. h. von einer sympathischen Uebereinstimmung der Teile, die Rede sein: die einzelnen Elemente befinden sich einfach räumlich nebeneinander. Schreibt man, wie einige Gelehrte es thun, jeder Zelle das Analogon eines Bewusstseins zu (welches einfach der psychische Ausdruck ihrer Reizbarkeit sein würde), so würden jene Organismen das Bewusstsein im Zustande völliger Zerstreutheit zeigen. Die einzelnen Elemente würden einander so fremd gegenüberstehen, dass die Gesamtmasse, ohne eine auch nur äussere Einheit zu besitzen, sich einfach im Zustande lebender Materie befinden würde.

Erst auf einer höheren Stufe, z. B. bei den Süsswasserpolypen (Hydra), kann man einen gewissen inneren Zusammenhang in den Lebensthätigkeiten der einzelnen Zellen und eine Art Arbeitsteilung beobachten. Die Individualität aber ist auch hier noch sehr wenig entwickelt; denn mit einer Schere lässt sich, wie Trembley's Versuche erwiesen haben, eine einzelne Hydra in fünfzig lebensfähige Individuen zerlegen, und umgekehrt kann man bequem aus zwei Polypen einen einzigen machen, wenn man nur den kleineren, ehe man ihn in den grösseren einfügt, so dreht, dass die beiden Entoderme sich berühren und miteinander verwachsen können. Es ist schwer, sich in dieser dunklen Frage eine bestimmte Ansicht zu bilden, vielleicht darf man aber annehmen, dass bei jenen Tieren die Anpassung der Bewegungen auf eine gewisse zeitweilige, unbeständige und von den äusseren Umständen abhängige Einheit hindeutet, und dass dieselben nicht ganz eines gewissen dunklen Bewusstseins von der organischen Zusammengehörigkeit ihrer Teile entbehren.

Falls man der Ansicht ist, dass wir uns hier noch auf einer zu niedrigen Stufe befinden, können wir zur Fixierung eines Punktes, auf welchem das Tier nur das Bewusstsein von dem Thun und Leiden seines eigenen Organismus hat, in der Reihe der Lebewesen nach Belieben noch etwas höher steigen — jede derartige Bestimmung ist schliesslich willkürlich. Vielleicht aber existiert diese Art des Bewusstseins überhaupt nirgends in ganz reiner Form, denn sobald die ersten Andeutungen der speziellen Sinnesorgane erscheinen, erhebt das Tier sich über das Niveau des blossen Gemeingefühls, und andererseits fragt es sich, ob das Gemeingefühl an sich schon zur Bildung eines Bewusstseins hinreicht. Man weiss, dass die menschliche Frucht Anstrengungen macht, um eine unbequeme Lage zu wechseln, und dass sie sich den Einwirkungen der Kälte oder eines schmerzhaften Reizes zu entziehen sucht, man weiss aber nicht, ob dies nicht vielleicht nur unbewusste Reflexe sind.

Wir wollen uns jedoch bei diesen Vermutungen nicht länger aufhalten. Soviel ist wenigstens sicher, dass bei der Mehrzahl der Tiere das Bewusstsein, welches das Individuum ausschliesslich von seinem Körper hat, bei weitem den grössten Raum einnimmt, dass die Bedeutung dieses Bewusstseins für das Seelenleben im umgekehrten Verhältnis zu der Höhe der psychischen Entwicklung steht, und dass dasselbe immer und überall die unentbehrliche Grundlage der Individualität bildet. Es ist auch nicht gut anders denkbar: denn durch den Organismus hindurch gelangen die äusseren Eindrücke zu dem wahrnehmenden Subjekte, er bildet den ersten Inhalt des Geisteslebens, und was das wichtigste ist, es sind ihm durch die Vererbung die jeder Spezies und jedem Individuum eigentümlichen Instinkte, Gefühle und Fähigkeiten, zwar auf eine noch unerklärte Weise, aber, wie die Thatsachen lehren, mit der grössten Festigkeit, eingeprägt.

2.

Wenn demnach die von allen Geweben und Organen und von allen stattfindenden Bewegungen, d. h. mit einem Worte die von allen Zuständen des Körpers herrührenden Empfindungen in irgend einem Grade und in irgend einer Form im Sensorium vertreten werden, und wenn die physische Persönlichkeit nichts anderes als die Summe derselben ist, so muss diese Persönlichkeit zugleich mit den genannten Empfindungen und in derselben Weise wie sie variieren, und es müssen alle möglichen Grade solcher Variationen denkbar sein, von dem einfachen Unbehagen und vorübergehenden Unwohlsein an bis zu der völligen Umwandlung des Individuums. Sicher würde man mit etwas Geduld und Fleiss in der psychiatrischen Litteratur reichliches Material zur Aufstellung einer steigenden oder vielmehr fallenden Stufenleiter dieser Art finden. Ein ganz extremer Fall der Umwandlung des Individuums ist das gelegentlich vorkommende

„Doppelbewusstsein“, über welches schon so viel geschrieben worden ist, und auf das auch wir weiter unten zurückkommen werden. — Dass die fortwährende Veränderung eine Bedingung für die Existenz des Ichs ist, muss als eine feststehende Thatsache gelten. Die Identität desselben ist lediglich eine Frage der Zahl: sie besteht solange, als die Summe der Zustände, welche verhältnismässig fest bleiben, grösser ist als die Summe derjenigen Zustände, welche zu dieser beständigen Gruppe hinzukommen oder sich von derselben loslösen.

Von den Störungen der Persönlichkeit haben wir zunächst nur diejenigen zu betrachten, welche unmittelbar mit den Gemeinempfindungen zusammenhängen. Diese Störungen sind, da das Gemeingefühl sich im Seelenleben sehr wenig bemerkbar macht, gewöhnlich nur partielle. Anders ist es natürlich, wenn die Coenaesthesis eine vollständige oder sehr plötzliche Umwandlung erleidet.

Wir beginnen mit der Schilderung eines allbekannten Zustandes, der kaum krankhaft genannt werden kann. Derselbe besteht in einem Gefühl von Kraftfülle oder Niedergeschlagenheit, und beruht darauf, dass der gewöhnliche Grundton des Lebens eine Erhöhung oder Herabstimmung erfahren hat. Unter normalen Verhältnissen nämlich herrscht in der Seele eine positive „Euphorie“: das Gemeingefühl äussert sich weder als Wohlbefinden noch als Unwohlsein. Dieses Gleichgewicht erleidet bisweilen dadurch eine Störung, dass eine Erhöhung der Lebensfunktionen eintritt; der Drang nach Thätigkeit wird übermächtig und sucht einen Ausweg; alles erscheint dem Individuum leicht und vortheilhaft. Zunächst rein physisch, verbreitet dieser Zustand des Wohlbefindens sich bald über das ganze Nervensystem und erregt eine grosse Zahl angenehmer Gefühle, die alles Unangenehme in den Hintergrund drängen; die ganze Welt erglänzt dann der subjektiven Auffassung im rosigsten Lichte. In anderen Fällen lässt sich das Gegenteil hiervon beobachten: der Mensch verfällt in einen Zustand des Unbehagens, der Niedergeschlagenheit, Trägheit und Ermattung, und als weitere Folgen stellen sich bei ihm Traurigkeit, Angst und andere peinliche oder drückende Gefühle ein, die ihn geneigt machen alles schwarz zu sehen. Das Eigentümliche ist, dass derartige Zustände oft auftreten, ohne dass eine gute oder schlimme Nachricht, ein glückliches oder unglückliches Erlebnis oder irgend eine andere äussere Veranlassung die unvermittelte Fröhlichkeit oder die plötzliche Betrübnis erklärlich macht.

Sicherlich hat in solchen Fällen nicht eine absolute, sondern nur eine relative Veränderung der Persönlichkeit stattgefunden: das Individuum ist für sich selbst und mehr noch für seine Umgebung ein anderes geworden. In der Sprache der analytischen Psychologie bedeutet dies, dass seine Persönlichkeit aus Elementen besteht, die teils verhältnismässig fest, teils veränderlich sind, und dass in dem betreffenden Falle infolge einer bedeutenden Zunahme der unbeständigen Elemente die Zahl der festen Bestandteile eine Verringerung erfahren hat, ohne jedoch ganz zu verschwinden.

Setzt man nun den Fall (und dieser Fall kommt täglich vor), dass eine solche Veränderung nicht nach kurzer Zeit wieder verschwindet, um dem normalen Zustande Platz zu machen, sondern dass sie bleibend wird, oder mit anderen Worten, dass die physischen Ursachen, welche sie herbeiführen, nicht bloss zeitweilig, sondern dauernd wirken, so muss sich eine neue körperliche und geistige Gewöhnung ausbilden, und der Schwerpunkt des Individuums muss sich verschieben. Die erste Wandlung kann noch andere Veränderungen nach sich ziehen, sodass die Umbildung ganz allmählich immer weiter fortschreitet, und schliesslich kann ein anfangs ganz normales Individuum in seinem Wesen völlig verändert erscheinen. Dabei sind die verschiedensten Abstufungen der Metamorphose denkbar. Doch können wir jetzt auf diesen Punkt noch nicht näher eingehen.

Was diejenigen Störungen der Persönlichkeit anlangt, welche unmittelbar auf Unregelmässigkeiten des Gemeingefühls beruhen, so ist es unmöglich, dieselben scharf von gewissen Gefühlen, Halluzinationen, krankhaften Vorstellungen und anderen höheren Seelenzuständen zu sondern, die gleichfalls, wenn auch erst in zweiter Linie, durch diese Unordnungen herbeigeführt werden. Wir werden deshalb ausschliesslich solche Fälle berücksichtigen, in welchen jene sekundären Erscheinungen eine sehr geringe Rolle zu spielen scheinen.

Fünf hierhergehörige Beobachtungen finden sich in den Annales médico-psychologiques (Sept. 1878, 5. Serie, Band XX, S. 191-223) unter der Ueberschrift „Eine Abirrung der physischen Persönlichkeit“. Der Titel sagt vielleicht etwas zu viel, doch schildert der betreffende Aufsatz sehr anschaulich, wie ein unbekannter körperlicher Zustand ohne jedem äusseren Anlass eine Aenderung der Coenaesthesis bewirken und dadurch ein Gefühl leiblicher Vernichtung hervorrufen kann. „In der Blüte der Gesundheit und im Vollgefühl des Lebens und der Kraft empfindet das Individuum plötzlich eine immer zunehmende Schwäche, sodass es jeden Augenblick fürchtet, in Ohnmacht zu fallen oder zu sterben.“ Im übrigen ist das Empfindungsvermögen des Patienten unversehrt, er speist mit Appetit, und thut man etwas, was seinen Wünschen zuwiderläuft, so erhebt er den lebhaftesten Widerspruch; bei alledem behauptet er fortwährend, in den letzten Zügen zu liegen. Natürlich entwickeln sich aus diesen rein körperlichen Empfindungen auch noch allerlei Wahnvorstellungen: der eine hält sich für vergiftet, der andere glaubt einen Dämon im Leibe zu haben, „der ihm sein Herzblut aussaugt“, u. s. w.

Versuchen wir nun bei dieser Krankheit die unmittelbaren Folgen des physischen Zustandes für sich allein zu betrachten, so sehen wir, dass wir es dabei wieder mit der oben geschilderten, jedem Menschen bekannten Niedergeschlagenheit zu thun haben. Doch ist dieselbe in dem vorliegenden Falle viel schwerer und anhaltender, und mit ihrem Zunehmen wächst auch die geistige Störung, die schliesslich ein ganzes System von Wahnvorstellungen entstehen lässt und das Wesen des Individuums einer allmählichen Veränderung entgegenführt. Demnach haben wir uns hier der Auflösung des Ichs schon um einen weiteren Schritt genähert, obgleich wir von diesem Endpunkte noch recht weit entfernt sind.

Eine ähnliche beginnende Umwandlung, die ebenfalls auf rein physischen Ursachen beruht, kann man bei Personen beobachten, welche sich von einem Schleier oder von einer Wolke umgeben glauben und behaupten, sie seien von der Aussenwelt abgeschnitten, weil ihr Empfindungsvermögen erloschen sei. Andere, deren krankhafte Zustände sich durch Störungen der Muskelsensibilität erklären, haben ihre Freude an der vermeintlichen Leichtigkeit ihres Körpers, sie glauben in der Luft zu schweben und fühlen sich fähig zu fliegen; umgekehrt können Störungen der Muskelsensibilität auch die Folge haben, dass die Kranken im ganzen Körper, in mehreren Gliedmaassen oder auch in einem einzelnen Gliede, welches ihnen besonders gross erscheint, ein Gefühl der Schwere haben. Ein junger Epileptischer z. B., von dem Griesinger erzählt, fühlte manchmal eine so ausserordentliche Schwere des ganzen Körpers, dass er sich kaum aufrichten konnte, andere Male eine solche Leichtigkeit, als ob er sich vom Boden entfernte und aufflöge; mitunter schienen ihm sein Leib und seine Glieder so enorm vergrössert, dass es ihm unmöglich dünkte, durch eine Thür hindurchzukommen [1]). Wenn die Illusion sich, wie hier, auf die Körperdimensionen bezieht, fühlen die Kranken sich nicht selten auch viel kleiner, als sie in Wirklichkeit sind.

Die örtlichen Störungen im Gemeingefühl sind, obschon sie naturgemäss nicht einen so grossen Umfang annehmen können, ebenfalls von grosser psychologischer Bedeutung. Manche Patienten behaupten die Zähne, den Mund, den Magen, die Eingeweide oder das Gehirn verloren zu haben, eine Illusion, die sich nur durch eine Veränderung oder vollständige Unterdrückung

---

[1]) Griesinger: Die Pathologie und Therapie der psychischen Krankheiten. 1871. Braunschweig. Wreden, S. 82.

der verschiedenartigen inneren Empfindungen erklären lässt, welche im normalen Zustande wahrgenommen werden und zur Bildung des körperlichen Ichbegriffs beitragen. Auf dieselbe Ursache, zu der sich bisweilen auch noch eine krankhafte Empfindungslosigkeit der Haut gesellt, müssen die Wahnvorstellungen derjenigen Patienten zurückgeführt werden, welche meinen, dass eines ihrer Glieder oder auch ihr ganzer Leib aus Holz, Stein, Butter oder dgl. bestehe.

Nimmt die Empfindungslosigkeit noch grössere Dimensionen an, so glauben die Patienten schliesslich überhaupt keinen Körper mehr zu haben, oder sie bilden sich ein gestorben zu sein. So erzählt Esquirol von einer Frau, welche meinte, ihr Körper sei vom Teufel geholt worden; ihre Hautoberfläche war völlig empfindungslos. Auch der Arzt Baudelocque hatte in seinen letzten Lebensjahren kein Bewusstsein von der Existenz des eigenen Körpers mehr, sodass er z. B. behauptete, keinen Kopf und keine Arme mehr zu haben. Am bekanntesten ist folgender Fall, den Foville berichtet. Ein Soldat glaubte nach der Schlacht bei Austerlitz, in welcher er schwer verwundet worden war, gestorben zu sein. Fragte man ihn nach seinem Befinden, so antwortete er: „Sie wollen wissen, wie es dem alten Lambert geht? Der ist nicht mehr am Leben, eine Kanonenkugel hat ihn getötet. Was Sie da sehen, ist nicht er, sondern eine schlechte Maschine, die ihn vorstellen soll. Sie sollten die Leute bitten, eine andere zu machen.“ Wenn der Patient von sich sprach, sagte er niemals „ich“, sondern immer „es“. Seine Haut war gefühllos, und oft beharrte er mehrere Tage in einem Zustande völliger Empfindungslosigkeit und Unbeweglichkeit[1]).

Wir sind mit diesem Falle bei den schweren Störungen des Ichbewusstseins angelangt. Zum ersten Male begegnet uns hier eine Verdoppelung der Persönlichkeit, oder, genauer gesagt, das Fehlen einer Verschmelzung und eines inneren Zusammen-

---

[1]) Michéa, Annales médico-psychologiques, 1856, S. 249ff.

hanges zwischen zwei Perioden des Seelenlebens. Der erwähnte Fall erklärt sich nach unserem Dafürhalten auf folgende Weise. Vor der Verwundung hatte der Soldat, wie jeder andere Mensch, das Gefühl seiner physischen Persönlichkeit, d. h. die Empfindung seines eigenen Körpers. Nach dem Unfalle hat in seinem Nervensystem eine tiefgehende Veränderung stattgefunden. Welcher Art diese Veränderung gewesen ist, lässt sich nicht mit Bestimmtheit angeben, da man nur die Wirkungen derselben kennt. Soviel aber steht fest, dass sich bei dem Patienten infolge der Verwundung ein anderes Körperbewusstsein, das Bewusstsein von „einer schlechten Maschine", ausgebildet hat. Zwischen diesem und dem alten Bewusstsein, das in der Erinnerung beharrlich fortlebt, hat keinerlei Verschmelzung stattgefunden. Es fehlt das Gefühl der Identität, weil dieses Gefühl bei den körperlichen Zuständen so gut wie bei Zuständen anderer Art eine langsame, fortschreitende und kontinuierliche Assimilation der neuen Zustände voraussetzt. Hier haben dieselben sich dem alten Ich nicht als integrierende Bestandteile eingefügt. Daher die eigentümliche Situation, in welcher das alte Ich sich als ein vergangenes, nicht mehr vorhandenes betrachtet, während der gegenwärtige Zustand den Eindruck des Aeusseren, Fremden macht, als ob auch er in Wirklichkeit nicht existiere. Schliesslich wollen wir noch bemerken, dass in einem Zustande, wo die Körperoberfläche keine Eindrücke mehr vermittelt, und wo auch die von den Organen herrührenden Empfindungen fast gänzlich fehlen, in einem Zustande also, wo die äussere und innere Empfindungsfähigkeit erloschen ist, der Organismus auch nicht mehr jene Gefühle, Sinnesvorstellungen und Ideen hervorruft, welche ihn mit dem höheren Seelenleben verknüpfen: seine ganze Thätigkeit beschränkt sich dann auf die automatischen Gewohnheitshandlungen, welche die Routine des Lebens bilden; er ist im wahren Sinne des Wortes zu einer „Maschine" geworden.

Man kann allerdings mit einem gewissen Rechte behaupten, dass in dem eben geschilderten Fall die einzige wahre Persönlichkeit diejenige sei, welche die Erinnerung habe; trotzdem aber muss man zugeben, dass diese nur in der Vergangenheit existierende Persönlichkeit eine Persönlichkeit ganz eigener Art ist, die man lieber als ein Gedächtnis und nicht als eine Person bezeichnen sollte.

Was den Fall des Invaliden von anderen später zu besprechenden Fällen unterscheidet, ist der Umstand, dass wir es dabei mit einer Abirrung zu thun haben, welche allein vom Körper ausgeht und ausschliesslich diesen betrifft. Der alte Soldat glaubt nicht eine andere Person zu sein (etwa Napoleon, was wegen seiner Teilnahme an der Schlacht bei Austerlitz an sich ganz nahe läge), [sondern er hat nur das Gefühl, dass sein früherer Körper nicht mehr vorhanden ist]. Soweit es überhaupt möglich ist, erscheint dieser Fall frei von intellektuellen Elementen.

Bisweilen glauben Kranke oder Genesende, doppelt zu sein, eine Wahnidee, welche gleichfalls auf Störungen des Gemeingefühls zurückgeführt werden muss. In anderen Fällen begegnet man einer einfachen Illusion ohne ein solches Gefühl der Verdoppelung: der krankhafte Zustand wird dann nach aussen verlegt, dem Individuum erscheint ein Teil seiner physischen Persönlichkeit als etwas Fremdes. So ist es z. B. bei den von Bouillaud beschriebenen Kranken, welche auf einer Körperseite empfindungslos geworden sind und deshalb glauben, neben sich in ihrem Bett eine fremde Person oder vielleicht sogar einen Leichnam zu haben. Wenn aber die Gruppe der krankhaften Empfindungen nicht in dieser Weise ausgeschieden wird, sondern sich an das normale leibliche Ich anklammert und eine Zeit lang mit demselben verbunden bleibt, ohne jedoch mit ihm zu verschmelzen, so glaubt der Patient, solange dieser Zustand andauert, zwei Körper zu haben. Leuret z. B. erzählt uns von einem Fieberkranken, der sich während seiner Genesung einbildete, aus zwei Personen zu bestehen. Die eine lag, wie er meinte, zu Bett, die andere ging spazieren. Obschon er keinen

Appetit verspürte, ass er doch viel und gab als Grund dafür an, dass er zwei Körper zu ernähren habe[1]). — Einen anderen ähnlichen Fall beschreibt Gratiolet in seiner Anatomie comparée du système nerveux (Band 2, S. 548): Pariset, der in seiner Kindheit einen epidemischen Typhus durchgemacht hatte, verfiel in eine mehrere Tage anhaltende todesähnliche Ohnmacht. Eines Morgens erwachte in ihm ein deutlicheres Gefühl seiner selbst, es war wie eine Auferstehung. Doch wunderbar, er glaubte in diesem Augenblicke zwei Körper zu haben, und es deuchte ihm, als lägen diese beiden Körper in zwei verschiedenen Betten. Solange seine Seele bei dem einen weilte, fühlte er sich geheilt und genoss eine köstliche Ruhe; in dem anderen Körper empfand die Seele Schmerzen, und verwundert fragte sich Pariset, wie es wohl möglich sei, dass er sich in dem einen Bett so wohl und in dem anderen so krank und niedergeschlagen fühle. Dieser Gedanke beschäftigte ihn lange Zeit, und oft hat der mit grossem Scharfsinn für psychologische Analyse begabte Mann Gratiolet seine damaligen Eindrücke im einzelnen geschildert.

Wir haben hier zwei Beispiele für eine Verdoppelung der physischen Persönlichkeit. Obschon unsere Untersuchung eben erst begonnen hat, wird der Leser schon jetzt erkennen, wie ungleich die verschiedenen Zustände des sogenannten Doppelbewusstseins bei näherer Betrachtung erscheinen. Der landläufige Ausdruck „Doppelbewusstsein“ ist nur eine Abstraktion. Sobald man sich zu konkreten Thatsachen und gut verbürgten Beobachtungen wendet, bemerkt man nur Unterschiede. Jeder einzelne Fall verlangt sozusagen seine eigene Erklärung. Es liess sich auch von vornherein nicht anders erwarten. Denn wenn, wie wir behaupten, die Persönlichkeit ein vielfach zusammengesetzter Komplex ist — eine Behauptung, die wir im folgenden noch besser zu begründen hoffen —, so ergiebt sich mit Notwendigkeit, dass auch die Störungen der Per-

---

[1]) Leuret, Fragments psychologiques sur la folie, p. 95.

sönlichkeit sehr mannigfaltiger Art sein müssen. Jeder Fall zeigt uns wieder eine neue Form der Zersetzung. Die Krankheit wird für uns ein wichtiges Mittel zur Analyse: sie macht Experimente, die wir selbst nicht anstellen könnten. Die Schwierigkeit besteht nur in der richtigen Auffassung und Erklärung des so Beobachteten, doch können selbst Irrtümer, die dabei vorkommen, nur vorübergehenden Schaden stiften, da sich mit Sicherheit erwarten lässt, dass die Zukunft unsere heutigen Ansichten durch neue Erfahrungen ergänzen und berichtigen wird.

3.

Der Anteil des physischen Ichs an der gesamten Persönlichkeit ist ein so bedeutender und ist — oft wohl mit Absicht — so sehr übersehen worden, dass wir es für geboten halten, denselben möglichst klar hervortreten zu lassen. Es wird zu diesem Zwecke von Nutzen sein, gewisse von der Psychologie bisher nicht beachtete seltene Vorkommnisse ins Auge zu fassen, die unsere Behauptung durch eine Reihe von weiteren Thatsachen stützen werden; diese Thatsachen sind im Grunde zwar nicht beweiskräftiger als die oben angeführten Fälle, aber sie haben den Vorzug, den Sachverhalt noch etwas anschaulicher zu machen. Wir meinen die doppelten Missgeburten.

Leider stehen uns über dieselben bisher nur recht spärliche Beobachtungen zu Gebote. Die Natur bringt monströse Bildungen nicht allzu häufig hervor, und die meisten der siebzig oder achtzig Arten, welche von den Teratologen unterschieden werden, sind für uns ohne jede Bedeutung. Zudem erreichen nur wenige der doppelten Missgeburten das mannbare Alter, sie sind lehrreicher für den Anatomen und Physiologen als gerade für den Psychologen. Und schliesslich haben wir gute Beobachtungen auf diesem Gebiete erst seit kaum hundert Jahren; die früheren Berichte sind zu abenteuerlich und unklar, um irgend welchen Wert zu besitzen.

Das Ich, hat man oft gesagt, ist undurchdringlich; es bildet an und für sich ein vollständiges, bestimmt abgegrenztes Ganzes, was beweist, dass es seinem Wesen nach eine absolute Einheit ist. Gegen diese Behauptung lässt sich direkt nichts einwenden; doch ist die Undurchdringlichkeit des Ichs nur der subjektive Ausdruck der Undurchdringlichkeit des Organismus: ein Ich kann nicht ein anderes Ich sein, weil ein bestimmter Organismus nicht ein anderer Organismus sein kann. Wenn nun aber durch ein Zusammenwirken von Ursachen, die wir hier nicht aufzuzählen brauchen, zwei menschliche Wesen im Mutterleibe teilweise mit einander verwachsen, derart dass die beiden Köpfe, die wichtigsten Organe der menschlichen Individualität, völlig getrennt bleiben, so tritt der merkwürdige Fall ein, dass jeder der beiden Organismen nicht mehr vollständig im Raume begrenzt und von jedem anderen Organismus verschieden ist; es giebt nunmehr ein ungeteiltes Zwischenstück, welches den beiden Organismen gemeinsam angehört; und wenn, wie wir behaupten, die Einheit und die Kompliziertheit des Ichs nur der subjektive Ausdruck der Einheit und Kompliziertheit des Organismus ist, so muss in diesem Falle das eine Ich das andere teilweise durchdringen, es muss ein gemeinsames Stück Seelenleben geben, welches man nicht als ein I c h, sondern als ein W i r zu bezeichnen hat. Jedes Individuum muss bei einer solchen Verschmelzung etwas weniger als ein Individuum sein, ein Schluss, der durch die Erfahrung durchaus bestätigt wird.

„Dem anatomischen Baue nach“, sagt Geoffroy Saint-Hilaire in seiner Histoire des anomalies [1]), „ist eine doppelte Missgeburt immer mehr als ein und weniger als zwei Individuen; sie nähert sich aber bald mehr der Einheit, bald mehr der Zweiheit. Auch in physiologischer Hinsicht hat sie immer mehr als ein und weniger als zwei Leben; aber auch dieses Doppelleben kann in dem einen Falle mehr der Einheit, in dem anderen mehr der Zweiheit nahestehen.

---

[1]) 3. Band, S. 373.

Fasst man nur die Erscheinungen des Empfindungsvermögens und des Willens ins Auge, so wird man finden, dass eine Missgeburt, die aus zwei beinahe vollständigen und nur an einem einzigen Punkte ihres Körpers verwachsenen Individuen besteht, in geistiger und körperlicher Hinsicht ein Doppelwesen ist. Jedes der beiden Individuen wird sein eigenes Empfindungsvermögen und seinen eigenen Willen haben, und die Wirkungen dieser beiden Fähigkeiten werden sich nur auf seinen eigenen Körper erstrecken. Es kann sogar vorkommen, dass die beiden Zwillinge sowohl in den Gesichtszügen, in der Körpergestalt und in der sonstigen Beschaffenheit ihres Leibes als auch im Charakter und in der Verstandesentwicklung beträchtliche Unterschiede zeigen. In demselben Augenblicke, in welchem der eine heiter ist, kann der andere sich traurig gestimmt fühlen; während der eine schläft, kann der andere wachen; und während der eine Lust hat spazieren zu gehen, verlangt es den anderen vielleicht nach Ruhe. Aus diesem Widerstreit der beiden Willen, welche zwei unauflöslich miteinander verbundene Körper beseelen, können ergebnislose Bewegungen entstehen, die weder zum Ausruhen noch zum Gehen führen. Die beiden Hälften können sich sogar zanken und schlagen. — So zeigt sich die geistige Zweiheit der beiden Individuen, welche eine Folge ihrer körperlichen Zweiheit ist, auf mannigfaltige Weise. Wie es aber einen Punkt ihres Doppelkörpers giebt, welcher auf der Grenze der beiden Individualitäten steht und beiden Zwillingen gemeinsam ist, so giebt es auch eine allerdings sehr geringe Zahl von Erscheinungen, welche den Beginn einer Verschmelzung zur Einheit erkennen lassen.

„Eindrücke auf die gemeinsame Stelle, besonders auf den Mittelpunkt derselben, werden gleichzeitig von den beiden Gehirnen empfunden, und beide Gehirne können darauf reagieren. Und wenn auch der Friede zwischen den Zwillingen gelegentlich Störungen erleidet, so herrscht doch für gewöhnlich zwischen ihnen eine Uebereinstimmung der Gefühle und Begehrungen und eine gegenseitige Sympathie und Freundschaft, von der man sich nur einen Begriff machen kann, wenn man alle darüber vorhandenen Berichte liest.

„Aehnliches und noch manches andere lässt sich beobachten, wenn die Vereinigung eine so enge ist, dass für zwei Köpfe nur éin Oberkörper und éin Becken vorhanden ist. Die anatomische Zergliederung lehrt, dass bei derartigen Wesen jedes Individuum éine Seite des gemeinsamen Körpers und éines der beiden Beine für sich besitzt. Dieses merkwürdige Ergebnis wird durch die Beobachtung der physiologischen und psychologischen Erscheinungen durchaus bestätigt. Auf der ganzen Länge der Vereinigungsaxe werden Eindrücke gleichzeitig von den beiden Köpfen wahrgenommen, ausserhalb der Verbindungslinie und in einiger Entfernung von denselben nur von einem einzigen Gehirn und ebenso verhält es sich mit dem Willen, [d. h. mit der Fähigkeit, Bewegungen hervorzurufen]. Das rechte Gehirn nimmt nur Empfindungen des rechten Beines wahr und kann nur auf dieses einwirken, das linke Gehirn steht nur mit dem linken Beine in Verbindung. Wenn also das Zwillingspaar seine Beine zum Gehen benutzen will, so müssen die beiden Einzelwesen mit ihrem getrennten Willen die Bewegungen ihrer gegetrennten Gliedmaassen in passender Weise koordinieren.

„Bei den schmarotzerhaften Missgeburten endlich, bei welchen die Organisation beinahe eine einheitliche ist, verlaufen alle Lebensverrichtungen, Empfindungen und Willensäusserungen fast in derselben Weise wie bei normalen Geschöpfen. Das kleinere der beiden Individuen ist zu einem bewegungslosen Anhängsel des grösseren geworden und hat auf dasselbe nur einen sehr untergeordneten Einfluss bei einigen wenigen Lebensverrichtungen [1]).“

Zu diesen allgemeinen Angaben wollen wir noch einige

[1]) So hatte z. B. die sogenannte Home'sche Missgeburt einen parasitischen Kopf, der nur sehr unvollkommene Andeutungen des normalen Lebens zeigte.

Einzelheiten hinzufügen, die wir den berühmtesten Fällen entnehmen.

Ausführlichere Nachrichten besitzen wir über Helena und Judith, ein aus zwei Mädchen bestehendes Doppelwesen, welches 1701 in dem ungarischen Orte Szony geboren wurde und 1723 in Pressburg starb. Die beiden Zwillinge kehrten einander ungefähr den Rücken zu und waren in der Gegend des Gesässes und an einem Teile der Lenden verwachsen. Die Geschlechtsorgane waren aussen doppelt, doch existierte nur eine einzige zwischen den vier Schenkeln verborgene Vulva; ferner waren zwei in einen gemeinsamen After mündende Darmkanäle vorhanden. Die beiden Aorten und die zwei unteren Hohlvenen vereinigten sich an ihren äussersten Punkten und bildeten so zwei direkte Verbindungswege zwischen den beiden Herzen; die Folge war eine halbe Gemeinschaft der Lebensverrichtungen. „Die beiden Zwillinge hatten weder dasselbe Temperament noch denselben Charakter. Helena war grösser, schöner, gewandter, klüger und sanftmütiger als ihre Schwester. Judith, welche im Alter von sechs Jahren einen Anfall von halbseitiger Lähmung gehabt hatte, war kleiner geblieben und hatte sich auch geistig weniger entwickelt. Sie war ein wenig missgestaltet und hatte eine schwere Zunge. Trotzdem sprach sie, wie ihre Schwester, ungarisch, deutsch, französisch und sogar ein wenig englisch und italienisch. Die beiden Mädchen liebten sich zärtlich, obschon sie sich als Kinder mitunter auch gezankt und geschlagen hatten. Alle natürlichen Bedürfnisse ausser dem Drange zur Blasenentleerung machten sich bei ihnen gleichzeitig fühlbar. Sie hatten zusammen die Masern und die Pocken gehabt, und wenn eine der beiden Schwestern allein erkrankte, hatte die andere dabei immer ein Gefühl von innerem Unwohlsein und lebhafter Beängstigung. Schliesslich wurde Judith von einem Gehirn- und Lungenleiden befallen. Helena bekam infolgedessen ein mehrtägiges leichtes Fieber und verlor ganz plötzlich ihre Kräfte, während sie geistig noch gesund blieb und auch die Sprache behielt. Nach einem kurzen Todeskampfe verschied sie gleichzeitig mit Judith. Sie war nicht ihrem eigenen Leiden, sondern dem ihrer Schwester erlegen."

Ein anderes bekanntes Paar sind die siamesischen Zwillinge Chang und Eng, welche mit einander vom Nabel bis zum Schwertfortsatz des Brustbeins verwachsen waren [1]). Geoffroy Saint-Hilaire giebt in seinem oben angeführten Buch eine ausführliche Beschreibung ihres äusseren Habitus und fügt dann, nachdem er noch im besonderen über die Einrichtung ihrer Atmungsorgane und ihres Blutumlaufes gesprochen hat, folgende weitere Bemerkungen hinzu: „Auch in ihren anderen Verrichtungen zeigen die beiden Brüder eine merkwürdige Uebereinstimmung, obschon dieselbe nicht so weit geht, wie viele behaupten, und wie Chang und Eng wohl selbst erklärt haben, wenn man sie nur ganz im allgemeinen darum befragte. Der Gegensatz zwischen einer beinahe vollständigen Zweiheit der Körper und einer absoluten geistigen Einheit wäre ohne Zweifel sehr merkwürdig, er stände aber auch im Widerspruche mit jeder gesunden Logik. Ich habe sorgfältig alle Beobachtungen angestellt und alle Berichte gesammelt, welche mich über die Richtigkeit jener Behauptung aufklären konnten, und ich habe gefunden, dass nicht die zahlreichen Erklärungen zu gunsten der geistigen Einheit der siamesischen Brüder, sondern die nicht genügend beachteten rein theoretischen Erwägungen, welche gegen dieselbe sprechen, durch die Thatsachen bestätigt werden. — Die siamesischen Brüder haben schon deshalb, weil sie als

---

[1]) [Sie wurden 1811 in der siamesischen Stadt Macklong von eingewanderten chinesischen Eltern geboren, durchstreiften fast die ganze Erde, liessen sich in Nord-Carolina nieder, verheirateten sich daselbst mit zwei Schwestern, den Töchtern eines amerikanischen Geistlichen, hatten 18 Kinder, kehrten 1869 in ihre Heimat zurück und führten als Ackerbauer ein thätiges Leben bis zu ihrem Ende, welches 1874 erfolgte.]

Zwillinge geboren worden sind, von Anfang an einen nahezu identischen Leibesbau gehabt, und auch ihre Erziehung und sonstige Entwicklung hat ungefähr denselben Verlauf nehmen müssen, da sie infolge ihrer engen Verbindung fast stets den gleichen Einflüssen auf Körper und Geist ausgesetzt gewesen sind. Man bemerkt deshalb nicht nur in den Körperverrichtungen, Handlungen und Worten der beiden, sondern auch in ihren Gedanken einen fast völligen Einklang und Parallelismus. Freud und Leid empfinden sie gemeinsam, gleichzeitig erwachen in ihren Zwillingsseelen dieselben Wünsche und Begierden, und oft wird ein Satz, den der eine begonnen, von dem anderen fortgesetzt und beendet. Doch beweist alles dies bei ihnen nur Gleichheit, und nicht Einheit. Denn man kann ganz ähnliche Erscheinungen auch bei normalen, nicht miteinander verwachsenen Zwillingen beobachten, und wenn es einmal vorkäme, dass zwei derartige Individuen ihr ganzes Leben hindurch immer dieselben Gegenstände erblickten, immer die gleichen Eindrücke erhielten und stets Freude und Schmerz miteinander teilten, so würde man bei einem solchen Paare ohne Zweifel eine nicht geringere und nicht weniger auffallende geistige Uebereinstimmung zu konstatieren haben als bei den Siamesen Chang und Eng." — Soweit Geoffroy Saint-Hilaire[1]). Wir fügen noch hinzu, dass die Charaktere der beiden Zwillinge mit zunehmendem Alter und unter dem Einfluss der Verhältnisse einander immer unähnlicher geworden sind: einer der letzten Beobachter bezeichnet den einen Bruder als mürrisch und schweigsam, den anderen als heiter und lebensfroh.

Da uns die Doppelmissgeburten hier nur insoweit interessieren, als sie Beispiele für Abweichungen der physischen Persönlichkeit sind, und da es nicht in unserer Absicht liegt, eine Psychologie dieser Missbildungen zu schreiben, so wollen wir hier ausser den beiden eben besprochenen Zwillingspaaren nur

[1]) a. a. O. Bd. III, S. 90ff.

noch die aus jüngster Zeit bekannten Schwestern Millie und Christine[1]) erwähnen, deren Rückenmarksstränge in der Höhe des Vereinigungspunktes eine vollständige Faserkreuzung erlitten haben müssen, da Eindrücke auf die unteren Gliedmaassen von den beiden Mädchen gemeinsam empfunden werden.

Die bürgerliche und kirchliche Gesetzgebung, für welche die Frage in mancherlei Hinsicht, z. B. mit Bezug auf bürgerliche Stellung, Ehe, Erbrecht, Taufe u. s. w., praktische Bedeutung hat, nimmt überall da, wo zwei verschiedene Köpfe vorhanden sind, unbedenklich auch zwei selbständige Personen an, und obgleich selbst diese Lösung in der Praxis wieder zu allerhand Verwickelungen führen kann, so hat sie doch eine gewisse Berechtigung. Denn da beim Menschen die Synthese des Ichs im Kopfe stattfindet (eine Thatsache, die auf den untersten Stufen der Tierreihe immer zweifelhafter wird), so muss bei ihm dieser Teil des Körpers als der eigentliche Sitz der Persönlichkeit angesehen werden und kann im grossen und ganzen das Individuum repräsentieren. Vom rein wissenschaftlichen Standpunkt aus ist es freilich unmöglich, bei den Doppelmissgeburten jedes Individuum als vollständig anzusehen.

Wir wollen den Leser nicht mit überflüssigen Erklärungen ermüden, da die Thatsachen für sich selbst reden. Eine aufmerksame Prüfung derselben wird jeden überzeugen, dass selbst in den Fällen, wo die Persönlichkeiten am schärfsten getrennt erscheinen, eine solche Verquickung von Organen und Lebensverrichtungen stattfindet, dass keines der beiden Individuen ein wirkliches Sonderdasein führen kann: von zwei verwachsenen Zwillingen A und B wird A nie A sein können, ohne zugleich auch mehr oder weniger B zu sein und sich dessen bewusst zu werden.

Das Ich ist demnach nicht eine Wesenheit, welche an beliebiger Stelle und zu beliebiger Zeit mit eigener Abgrenzung

[1]) [Zwei Negermädchen aus Neucarolina in Amerika, die sich 1873 in Europa sehen liessen; geb. 1858.]

ihres Wirkungskreises die Organe in Bewegung setzt, sondern es ist eine Resultante. Sein Gebiet wird auf das genaueste durch die anatomischen Verbindungen mit dem Gehirne bestimmt, und bei Zwillingsmissbildungen kann es, wie wir gesehen haben, sogar vorkommen, dass das Ich des einen Individuums nicht einmal einen vollständigen Organismus vertritt: denn bisweilen muss von dem Körper des einen Zwillings ein dem Bruder oder der Schwester mit angehörendes Zwischenstück abgerechnet werden, in anderen Fällen besitzt jedes Individuum nur einen halben Körper, und schliesslich giebt es auch Missgeburten, bei denen der eine Zwilling sich so wenig entwickelt hat, dass er zu einem blossen Anhängsel des anderen geworden ist und keine eigene Persönlichkeit besitzen kann.

4.

Um noch einmal auf einem anderen Wege zu beweisen, dass der Organismus ohne jede Einschränkung unmittelbar durch die Gemeinempfindungen und mittelbar durch die weiter unten zu besprechenden Zustände des Gemüts und Verstandes das eigentliche Prinzip der Individualität ist, wollen wir jetzt noch das Wesen und Leben der normalen Zwillinge einer Betrachtung unterziehen. Die Psychologie hat sich bisher mit den gesund entwickelten Zwillingen ebensowenig beschäftigt wie mit den Doppelmissgeburten, doch besitzen wir von biologischer Seite interessante Beobachtungen über die Eigentümlichkeiten derselben.

Bekanntlich entfällt auf je 70 Geburten eine Zwillingsgeburt. Die Drillinge und Vierlinge, welche beträchtlich seltener sind (es kommt auf je 5000 Geburten eine Drillings- und auf je 150000 eine Vierlingsgeburt), lassen wir hier absichtlich unberücksichtigt, da eine Betrachtung derselben unsere Untersuchung umständlicher machen würde, ohne sie weiter zu fördern. Es ist ferner bekannt, dass die Zwillinge entweder aus zwei getrennten Eiern oder aus zwei in demselben Ei befindlichen Keimflecken entstehen. Im ersten Falle hat jede Frucht ihre eigenen Eihäute, und das Geschlecht der Geschwister kann ungleich oder verschieden sein; im zweiten Falle sind beide Individuen in éin gemeinschaftliches Ei eingeschlossen und haben unter allen Umständen dasselbe Geschlecht. Nur Zwillinge der letzteren Art können als ein Beispiel für zwei im strengen Sinne vergleichbare Persönlichkeiten dienen.

Wir werden bei unserer Untersuchung die Tiere ganz ausser acht lassen und uns ausschliesslich mit dem Menschen beschäftigen. Bei diesem aber müssen wir die Frage in ihrer ganzen Kompliziertheit betrachten.

Da bei der Erzeugung von Zwillingen der körperliche und geistige Zustand der Eltern im Augenblicke der Begattung für beide Kinder derselbe ist, so kommt damit offenbar von vornherein éine wichtige Ursache der Verschiedenheit in Wegfall. Ein einziges Ei hat den beiden Organismen als Grundlage und Ausgangspunkt der Entwicklung gedient, und es lässt sich deshalb mit grosser Wahrscheinlichkeit erwarten, dass die körperliche und infolgedessen auch die geistige Beanlagung der beiden Individuen eine auffallende Gleichförmigkeit zeigen wird. Wir wollen zuerst die Thatsachen betrachten, welche zu gunsten dieser Annahme reden, um uns sodann zu widersprechenden Erscheinungen und zu Ausnahmefällen zu wenden.

Dass Zwillinge einander oft zum Verwechseln ähnlich sind, ist eine bekannte Thatsache, die schon den Komikern des Altertums vielfach Stoff zu dramatischen Verwicklungen geliefert hat und auch später von den Romanschriftstellern häufig benutzt worden ist. Doch hat man sich dabei gewöhnlich mehr an eine äusserliche Gleichheit im Wuchs, in der Körpergestalt, im Gesicht und in der Stimme gehalten und auf tiefergehende innere Aehnlichkeiten weniger Gewicht gelegt. Dass diese aber ebenfalls bei den meisten Zwillingen vorhanden sind, ist von den Aerzten schon seit längerer Zeit bemerkt worden. Gewöhnlich haben beide Geschwister dieselben Neigungen, Fertigkeiten und Talente, und nicht selten nimmt sogar ihr Leben einen ganz ähnlichen Verlauf. Man findet interessante Mitteilungen über diesen Punkt in Galton's Inquiries into human Faculty and its development (London, Macmillan 1883, S. 216—242) unter dem Titel History of Twins. Der Verfasser hat, um statistisches Material zu gewinnen, eine Anzahl Fragebogen herumgeschickt, von denen ihm achtzig mit den gewünschten Antworten und sechsunddreissig mit noch eingehenderen Angaben zurückgesandt worden sind. Sein eigentlicher Zweck dabei war allerdings ein anderer als der unsrige: er wollte auf einem neuen Wege ermitteln, welche Rolle Natur und Erziehung bei der Vererbung spielen; nichtsdestoweniger werden uns einige seiner Mitteilungen von grossem Nutzen sein.

Er giebt eine reichhaltige Sammlung von Anekdoten, welche an ähnliche längst bekannte Erzählungen erinnern. So erwähnt er u. a. ein Mädchen, welches täglich zweimal Musikunterricht nahm, um seiner Zwillingsschwester eine freie Stunde zu verschaffen, und an einer anderen Stelle erzählt er von der Verlegenheit eines Pedellen, der nicht wusste, ob er einen der Zöglinge seines Internats oder dessen zum Besuch anwesenden Zwillingsbruder hinauslassen sollte. Dass manche Zwillingspaare ihre Aehnlichkeit auch unter sehr ungünstigen äusseren Umständen bewahren, wird durch folgende Anekdote bewiesen. Ein gewisser A., der eine Zeit lang in Indien gelebt hatte, befand sich auf der Heimreise, und wurde, da das Schiff sich um einige Tage verspätete, von seiner Mutter und seinem Zwill ngsbruder B. mit Unruhe erwartet. Eines Morgens kam er eilig ins Zimmer gestürzt und begrüsste die Mutter; er glich aber seinem Bruder so sehr, dass die alte Frau an einen schlechten Scherz B.'s glaubte und sich erst nach längerer Zeit überzeugen liess, dass sie wirklich ihren Sohn A. vor sich habe. (S. 224.)

Noch mehr aber interessiert uns hier die bei gewissen Zwillingen zu beobachtende Aehnlichkeit in der Organisation des Geistes. Galton zeigt, dass dieselbe besonders deutlich in einer auffallenden Gleichförmigkeit der Ideenassoziationen zu Tage tritt.

„Von 35 Fällen", sagt er, „liefern nicht weniger als 11 hierfür Beweise. Die Zwillinge machen bei denselben Gelegenheiten die nämlichen Bemerkungen, sie beginnen gleichzeitig dasselbe Lied, und oft beendet der eine einen Satz, welchen der andere begonnen hat. Einer meiner Freunde, welcher ein guter Beobachter ist, beschreibt den Eindruck, welchen zwei derartige Zwillinge auf ihn machten, mit folgenden Worten: „„Sie bekamen zu gleicher Zeit ihre Zähne und begannen in demselben Lebensalter, ja sogar in dem nämlichen Augenblicke zu sprechen; was sie sagten, war gewöhnlich dasselbe, und in jeder Beziehung schienen sie nur eine einzige Person zu bilden."" Eine der merkwürdigsten Anekdoten über die Einhelligkeit des Denkens bei Zwillingen ist die folgende. Ein Herr A. kaufte auf einer Reise in Schottland ein Service Champagnergläser, welches ihm besonders gefallen hatte, um damit seinem Zwillingsbruder B. eine Ueberraschung zu bereiten. Zu derselben Zeit kaufte B. in England ein ganz ähnliches Service, um A. damit zu überraschen. Auch andere ähnliche Anekdoten wurden mir von diesen beiden Zwillingen berichtet." (a. a. O. S. 231.)

Aufs schlagendste wird die Gleichartigkeit der Zwillinge durch die Natur und den Verlauf ihrer körperlichen und geistigen Krankheiten erwiesen. Für den Psychologen haben zwar nur die letzteren ein unmittelbares Interesse, doch sind auch die ersteren für ihn nicht ohne Bedeutung, da sie in dem innersten Aufbau der beiden Organismen eine Uebereinstimmung erkennen lassen, welche nicht, wie die rein äusserlichen Aehnlichkeiten, der direkten Beobachtung zugänglich ist.

„Ich hatte einmal", sagt Trousseau[1]), „zwei Zwillinge zu behandeln, welche einander so sehr glichen, dass es mir unmöglich war sie zu unterscheiden, wenn ich sie nicht nebeneinander sah. In noch viel merkwürdigerer Weise trat diese körperliche Aehnlichkeit bei ihren Erkrankungen zu Tage. Einst

[1]) Clinique médicale I, 253 (Leçon sur l'asthme).

konsultierte mich der eine Bruder in Paris wegen eines rheumatischen Augenleidens und behauptete bei dieser Gelegenheit, sein Zwillingsbruder müsse gleichzeitig dieselbe Krankheit haben. Ich fasste dies als einen Scherz auf, aber einige Tage nachher zeigte mir mein Patient thatsächlich einen Brief seines Bruders aus Wien, in welchem dieser ihm schrieb: „Ich habe wieder mein Augenleiden, das Deinige wird sich demnach wohl auch wieder eingestellt haben." So wunderbar dies erscheinen mag, ist es doch eine von mir selbst erlebte Thatsache, der ich noch andere ähnliche Fälle an die Seite stellen könnte." Auch Galton giebt mehrere hierher passende Beispiele, von denen wir nur eins anführen wollen. Zwei Zwillinge von vollständig gleichem Aeusseren, die auch sehr aneinander hingen und eine grosse Uebereinstimmung in ihren Neigungen zeigten, wohnten zusammen und hatten beide ein Amt im Ministerium. Schliesslich starb der eine an der Bright'schen Nierenkrankheit, und nicht lange darauf, nach sieben Monaten, erlag auch sein Bruder demselben Leiden. (S. 226.) Es liessen sich mit Erzählungen dieser Art ganze Seiten füllen.

Aehnlich verhält es sich, wie wir schon sagten, mit den geistigen Krankheiten. Auch für diese werden einige Beispiele genügen. Moreau in Tours hat zwei körperlich ganz ähnliche Zwillinge beobachtet, welche an Verfolgungswahnsinn litten. „Die herrschenden Ideen", sagt er, „sind bei beiden dieselben, dieselben Feinde haben sich zu ihrem Untergange verschworen und suchen ihr Ziel auf demselben Wege zu erreichen. Beide Brüder leiden an Gehörshalluzinationen. Sie halten sich stets abseits, reden niemanden an und geben auf Fragen kaum eine Antwort, auch untereinander haben sie keinerlei Verkehr. Aeusserst merkwürdig ist die häufig von den Wärtern und Aerzten der betreffenden Abteilung konstatierte Thatsache, dass in dem Zustand der beiden Brüder von Zeit zu Zeit, und zwar in sehr ungleichen Zwischenräumen von zwei, drei oder mehr Monaten, ohne irgend eine erkennbare Ursache, einfach infolge einer spontanen Wirkung der Krankheit, eine auffallende Veränderung eintritt. Um dieselbe Zeit, oft sogar an demselben Tage, erwachen beide aus ihrer gewöhnlichen dumpfen Betäubung und Niedergeschlagenheit, brechen in dieselben Klagen aus und flehen beide den Arzt auf das inständigste an, ihnen ihre Freiheit wiederzugeben. Wie ich selbst bezeugen kann, ereignete sich dieser seltsame Vorgang sogar einmal, als sie durch eine Entfernung von mehreren Kilometern von einander getrennt waren [1]).

Zwei neuere Beobachtungen über Wahnsinn bei Zwillingen enthält das Journal of Mental Science vom April 1883 [2]). Es wird dort u. a. geschildert, wie bei zwei Schwestern, die sich in den Gesichtszügen und Manieren, in der Sprache und in den geistigen Anlagen so sehr glichen, dass man sie leicht miteinander verwechseln konnte, genau dieselben Anzeichen des Irrsinns zu Tage traten, obschon die Patientinnen sich in verschiedenen Abteilungen derselben Anstalt befanden und nicht miteinander verkehren konnten.

Wir müssen aber auch noch gewissen Einwänden begegnen. Es giebt Zwillinge von gleichem Geschlechte, welche einander nicht ähneln, und wenn es sich auch nicht feststellen lässt, in wievielen Fällen wir es dabei mit wirklichen, d. h. aus einem und demselben Ei entstandenen Zwillingen, zu thun haben, so würde doch schon das Vorhandensein eines einzigen Falles genügen, um eine Untersuchung der Frage wünschenswert zu machen. In unserer Hérédité psychologique [3]) haben wir die zahlreichen Ursachen aufgezählt, welche bei jedem Individuum

---

[1]) Psychologie morbide, S. 172. — Ein anderer äusserst merkwürdiger Fall findet sich in den Annales médico-psychologiques, 1863, Band I, S. 312 beschrieben. — Man kann über die Zwillinge auch noch Kleinwächter, Die Lehre von den Zwillingen, Prag, 1871 vergleichen.

[2]) Vgl. auch Ball, De la folie gémellaire, im Encéphale.

[3]) 2. Teil, 4. Kap.

vom Augenblicke der Empfängnis bis zum Tode darauf hinwirken, ihm ein besonderes Gepräge zu geben und es von jedem anderen Individuum zu unterscheiden. Bei den echten Zwillingen kommen zwar, wie wir schon gesagt haben, diejenigen Einflüsse in Wegfall, welche unmittelbar von den Eltern herrühren. Dagegen bleibt zu erwägen, dass das befruchtete Ei ausserdem auch noch frühere von den Voreltern stammende Einflüsse in sich birgt, was eine Summe von 4, 12, 28 oder mehr verschiedenen Bildungsfaktoren bedeutet, je nachdem man bis zu den Grosseltern, Urgrosseltern, Ururgrosseltern oder noch weiter hinaufsteigt. Nur die Erfahrung während des späteren Lebens der Zwillinge kann lehren, welche von diesen Einflüssen das Uebergewicht erlangen, und in welchem Grade dies der Fall ist. Allerdings entstammen die beiden Individuen demselben Ei, aber nichts beweist, dass die Stoffe dieses Eies an sie nach Quantität und Qualität ganz gleichmässig verteilt worden sind. Die Eier aller Organismen haben nicht nur denselben anatomischen Bau, sondern sie zeigen auch eine so grosse Uebereinstimmung in ihren Grundelementen, dass die chemische Analyse bei den verschiedenen Lebewesen nur ganz verschwindende Unterschiede festzustellen vermag; und doch ergiebt das eine Ei einen Schwamm, das andere einen Menschen. Es ist garnicht anders möglich, als dass sich unter dieser scheinbaren Aehnlichkeit tiefgehende Unterschiede verbergen, obschon selbst unsere feinsten Instrumente nicht im stande sind, dieselben nachzuweisen. Vielleicht liegt das Geheimnis in der verschiedenen Art der Molekularbewegung, vielleicht auch in anderen Verhältnissen. Soviel aber steht fest, dass das Ei schon ein äusserst komplizierter Körper ist, und dass zwei Individuen selbst dann, wenn sie aus einem und demselben Ei entstehen, einander nicht völlig gleich sein können. Was uns Schwierigkeiten bereitet, ist nur der Umstand, dass wir nicht wissen, auf welche Weise die Grundelemente sich zur Bildung der beiden Individuen gruppieren, und dass wir infolgedessen auch keine bestimmten Grundlagen für die Ableitung ihrer körperlichen und geistigen Unterschiede besitzen. Galton ist von einigen seiner Korrespondenten auf die eigentümliche Thatsache hingewiesen worden, dass manche Zwillinge einander sozusagen ergänzen. „Meine beiden Kinder", schreibt ihm eine Mutter, „wechseln im Gesichtsausdruck förmlich miteinander ab, sodass der eine mitunter seinem Bruder ähnlicher zu sein scheint als sich selbst." — Ein anderer Korrespondent, ein Senior Wrangler[1]) in Cambridge, erzählt etwas Aehnliches: „Mein Bruder und ich ergänzten uns in unseren Anlagen und Neigungen so sehr, dass dies allen meinen Schulkameraden auffiel. Er war von beschaulicher Natur und zeigte eine hervorragende dichterische und schriftstellerische Begabung. Ich dagegen war praktisch angelegt und interessierte mich besonders für Mathematik und Sprachen. Wären wir beide vereinigt gewesen, so hätten wir einen recht brauchbaren Menschen abgegeben." (S. 224 und 240.) Wie es scheint, war das körperliche und geistige Kapital an die beiden Zwillinge nur quantitativ, nicht aber auch qualitativ gleich verteilt worden.

Erwägt man, dass die seelische Organisation des Menschen eine äusserst komplizierte ist, und dass es infolgedessen kaum vorkommen kann, dass ein Individuum die einfache Kopie einer anderen Person ist, so muss man durch die überraschende Aehnlichkeit vieler Zwillinge unwiderstehlich zu dem Schlusse geführt werden, dass eine einzige Beobachtung dieser Art mehr beweist als zehn Ausnahmefälle, und dass die geistige Aehnlichkeit nur der psychische Ausdruck der körperlichen Uebereinstimmung ist. Wenn sich einmal das Unmögliche ereignete, dass bei zwei Menschen die körperliche Konstitution und die erblichen Ein-

---

[1]) [Ein „Senior Wrangler" oder „Double First" ist ein Student, welcher bei dem Schlussexamen sowohl in den klassischen Sprachen als auch in der Mathematik eine Auszeichnung errungen hat, ein sehr grosser Erfolg, der den Examinierten durch sein ganzes Leben begleitet. — P.]

flüsse völlig identisch wären, und wenn der noch weniger denkbare Fall einträte, dass diese beiden Individuen auch zu jeder Zeit ihres Lebens genau dieselben körperlichen und geistigen Eindrücke empfingen, so würden zwei derartige Personen sich schliesslich nur noch durch ihre verschiedene Stellung im Raume unterscheiden.

Es erfüllt uns am Schlusse dieses Kapitels mit einer gewissen Beschämung, dass wir eine so grosse Menge von Thatsachen und Beweisen angeführt haben, um die nach unserer Ansicht ganz selbsverständliche Wahrheit zu erhärten, dass das Wesen der Persönlichkeit sich ganz nach dem Wesen des Organismus richtet. Wir hätten jedenfalls Anstand genommen, ein so grosses Beweismaterial anzuhäufen, wenn wir nicht die Beobachtung gemacht hätten, dass jene Wahrheit bisher immer eher vergessen und verkannt als gerade geleugnet worden ist, und dass man sich fast stets damit begnügt hat, sie ganz allgemein und unbestimmt unter der Rubrik „Einflüsse des Körpers auf den Geist“ anzuführen.

Die bisher besprochenen Thatsachen gestatten uns zwar an sich noch keine bestimmte Folgerung, doch können sie zur Vorbereitung eines Schlusses dienen. Sie haben uns gezeigt, dass die körperliche Persönlichkeit in letzter Linie nur die Eigenschaften der lebenden Materie und eine geeignete Koordination derselben voraussetzt, dass, ebenso wie der Körper nichts anderes als die organisierte und koordinierte Summe der Elemente ist, aus welchen er sich zusammensetzt, so auch die körperliche Persönlichkeit schliesslich nur als die organisierte und koordinierte Summe der nämlichen Elemente in ihrer psychischen Bedeutung angesehen werden muss, und dass dieselbe einfach die Art und Anordnung dieser Elemente zum Ausdruck bringt. Der normale Zustand, die teratologischen Fälle und die auffallenden Uebereinstimmungen der Zwillinge haben uns dies auf das deutlichste gezeigt, und ein ferneres Beweismaterial lieferten uns die Abirrungen der körperlichen

Persönlichkeit, oder wie Bertrand sie treffend genannt hat, „die Halluzinationen des Gemeingefühls[1]“.

Ausserdem existieren aber auch noch andere Anomalieen des Ichbewusstseins, welche aus anderen Ursachen hervorgehen und auf einem noch weit verwickelteren Mechanismus beruhen. Dieselben sollen uns im nächsten Kapitel beschäftigen.

[1]) De l'aperception du corps humain par la conscience, S. 269 ff.

II. Kapitel.

Störungen im Gemütsleben.

1.

Wir wollen zunächst daran erinnern, dass wir mit dem Studium der Gemütsstörungen, sowie auch später mit demjenigen der intellektuellen Unregelmässigkeiten eigentlich nur das Studium der körperlichen Bedingungen der Persönlichkeit in anderer Form fortsetzen. Die Begehrungen, Gefühle und Leidenschaften, welche dem Charakter seine Grundstimmung verleihen, haben ihre Wurzeln in dem Organismus und werden durch denselben vorherbestimmt. Nicht anders verhält es sich mit den höchsten Leistungen der Verstandesthätigkeit. Da indessen die seelischen Zustände hier durchaus in den Vordergrund treten, so werden wir sie als unmittelbare Ursachen der Veränderungen im Ichbewusstsein behandeln, ohne jedoch dabei zu vergessen, dass diese Ursachen ihrerseits wieder Wirkungen sind.

Eine eingehendere Beschäftigung mit den Aeusserungen des Gemütslebens muss uns hier fern liegen, und wir brauchen deshalb auch keine genaue Klassifikation derselben zu geben. Wir beschränken uns auf eine ganz oberflächliche Einteilung in drei grosse Gruppen von steigender psychologischer Kompliziertheit und abnehmender physiologischer Bedeutung. In die erste Gruppe ordnen wir die Triebe, welche zur Selbsterhaltung des Individuums dienen, den Nahrungstrieb und den Schutztrieb; in die zweite

Gruppe diejenigen Triebe, welche auf die Erhaltung der Art hinzielen; und in die dritte endlich die höchsten Triebe, welche die Entwicklung des Verstandes voraussetzen (moralische, religiöse und ästhetische Gefühle, wissenschaftliches Streben, die verschiedenen Formen des Ehrgeizes u. s. w.). Fasst man die Entwicklung des Individuums ins Auge, so sieht man, dass die Gefühle in dieser chronologischen Reihenfolge zu Tage treten. Noch besser kann man dies bei der Entwicklung des ganzen Menschengeschlechtes beobachten. Die tieferstehenden Rassen, welche keine eigentliche Erziehung kennen, bei denen also die rohe Natur nicht durch die angesammelten Ergebnisse früherer jahrhundertelanger Arbeit veredelt wird, erheben sich kaum über das Niveau des Selbsterhaltungs- und Arterhaltungstriebes, die Gefühle der dritten Gruppe erscheinen bei ihnen höchstens in ganz elementaren Anfängen.

Bei dem Kinde sind die mit der Ernährung zusammenhängenden Gemütszustände in den allerersten Jahren sozusagen das einzige Element des beginnenden Selbstbewusstseins. Auf ihnen beruhen die Gefühle des Behagens und Missbehagens, des Begehrens und Widerstrebens, welche die kleine Seele bewegen; die Persönlichkeit des Kindes ist demnach in letzter Linie nichts anderes als der höchste seelische Ausdruck seines Gemeingefühls. Da aus naheliegenden natürlichen Gründen, die wir hier nicht aufzuzählen brauchen, beim Kinde die Ernährung die wichtigste und beinahe die einzige Lebensthätigkeit ist, so muss das ganze Selbstbewusstsein des jungen Individuums mit dieser Funktion zusammenhängen und sich auf sie beschränken. Es tritt uns also hier noch die niedrigste und unbestimmteste Form der Persönlichkeit entgegen. Will man in dem Ich nicht eine Wesenheit sehen, so muss man es in diesem Falle als eine Zusammensetzung sehr einfacher Art auffassen.

Mit zunehmendem Alter verliert die Ernährung immer mehr ihre vorwiegende Bedeutung. Doch tritt sie niemals gänzlich zurück. Denn unter den sämtlichen Eigentümlichkeiten des lebenden Wesens ist sie die einzige, welche eine wirklich fundamentale Wichtigkeit besitzt. Grössere Veränderungen im Stoffwechsel haben deshalb auch ernstliche Störungen des Selbstbewusstseins zur Folge: nimmt die Ernährung ab, so fühlt das Individuum sich niedergeschlagen, geschwächt und herabgemindert, nimmt sie zu, so fühlt es sich angeregt, gestärkt und erhoben. Am einflussreichsten unter allen den Verrichtungen, auf deren harmonischem Zusammenwirken die Ernährungsthätigkeit beruht, scheint der Blutumlauf zu sein, da plötzliche Veränderungen desselben sich im Gemütsleben sofort bemerkbar machen; doch können wir jetzt auf derartige spezielle Vermutungen noch nicht eingehen, da wir vor allem erst das Thatsachenmaterial einer Prüfung unterziehen müssen.

Die verschiedenen krankhaften Zustände, welche unter den Benennungen Hypochondrie, Lypemanie und Melancholie bekannt sind, zeigen uns Veränderungen des Selbstbewusstseins in allen denkbaren Abstufungen, bis zu einer vollständigen Umwandlung der Persönlichkeit. Die klinischen Unterschiede, welche von den Aerzten zwischen diesen einzelnen Formen des Tiefsinns gemacht werden, sind für uns hier ohne Bedeutung, wir können alles Wesentliche in einer allgemeinen Beschreibung zusammenfassen. Die Kranken fühlen sich müde, gedrückt, ängstlich, niedergeschlagen und traurig, sie haben keine Begehrungen mehr und leiden beständig an Langerweile. In den schwersten Fällen ist die Quelle der Gemütsbewegungen gänzlich versiegt: „Unempfindlich gegen alles, kennen die Patienten kein Gefühl der Liebe mehr, selbst nicht gegen ihre Eltern oder Kinder, und auch der Tod von Personen, die sie ehemals geliebt haben, würde auf sie nicht den geringsten Eindruck machen. Sie sind nicht mehr im stande zu weinen, und nichts erregt sie, was nicht unmittelbar mit ihrem Leiden zusammenhängt[1]).“ Ihre Thätigkeit ist gleich Null: unfähig zu handeln oder auch nur

[1]) Falret, Archives générales de médecine, décembre 1878.

zu wollen, verharren sie stundenlang in dumpfer Betäubung und starrer Bewegungslosigkeit, in jenem Zustande der Abulie, über den wir in unseren Maladies de la volonté ausführlich gesprochen haben. Der Aussenwelt gegenüber finden derartige Kranke, obschon sie nicht gerade an Halluzinationen leiden, doch alle ihre Beziehungen verändert. Selbst die alltäglichsten Empfindungen haben bei ihnen, wie man annehmen muss, ihren eigentlichen Charakter verloren. „Es scheint freilich“, sagte ein Schwermütiger, von dem Griesinger erzählt, „dass alles um mich herum noch ebenso ist wie früher, aber es muss doch auch anders geworden sein; es hat noch die alten Formen, es sieht wohl alles noch ebenso aus, aber es ist doch wieder mit allem eine grosse Veränderung vor sich gegangen[1].“ Ein Patient Esquirol's beklagte sich, dass seine Existenz unvollkommen sei. „Jeder meiner Sinne,“ sagte er, „jeder Teil meiner selbst ist wie von mir abgetrennt und kann mir keine Empfindung mehr verschaffen. Es scheint mir, als erreiche ich niemals eigentlich die Gegenstände, die ich berühre[2].“ Dieser Zustand, welcher bisweilen auf einem Erlöschen der Hautempfindlichkeit beruht, kann sich so weit steigern, „dass es dem Kranken zu Mute ist, als sei die reale Welt ganz versunken, untergegangen oder ausgestorben und nur eine Schein- oder Schattenwelt übriggeblieben, in der er zur eigenen Qual fortzuexistieren habe[3].“ — Die begleitenden körperlichen Erscheinungen sind Störungen im Blutumlauf, in der Atmung und in den Absonderungen. Dazu kommt oft während der Depressionsperiode eine beträchtliche Abmagerung, die eine reissende Verminderung des Körpergewichtes zur Folge hat. Atmung und Blutumlauf werden langsamer, und die Körpertemperatur sinkt herab.

Nach und nach nehmen diese Zustände eine bestimmte Form an, sie organisieren sich und spitzen sich zu einer falschen

---

[1]) Griesinger a. a. O. S. 228 f.

[2]) Ebenda S. 219.

[3]) Ebenda S. 229. — Vgl. auch L'Encéphale, Juni 1882.

Vorstellung zu, welche durch den physiologischen Mechanismus der Ideenassoziation in der Seele der Patienten immer aufs neue wachgerufen wird und schliesslich den Mittelpunkt ihres gesamten Fühlens und Denkens bildet. Manche behaupten, ihr Herz sei versteinert, andere, ihre Nerven seien glühende Kohlen, u. s. w. Diese Wahnvorstellungen sind von Individuum zu Individuum verschieden und existieren in zahllosen Formen. In den schlimmsten Fällen zweifeln die Kranken an ihrem Dasein oder sie stellen dasselbe ganz in Abrede. Ein junger Mann, der behauptete, seit zwei Jahren tot zu sein, beschrieb seinen ihm selbst unbegreiflichen Zustand mit folgenden Worten: „Ich existiere, aber ausserhalb des wirklichen materiellen Lebens, ich mag wollen oder nicht, ohne dass etwas meinen Tod herbeigeführt hat. Alles ist bei mir mechanisch und geschieht unbewusst.“ Offenbar ist eine solche widersinnige Lage, in der das Individuum behauptet, zugleich lebendig und tot zu sein, nichts anderes als der logische und natürliche Ausdruck eines Zustandes, in welchem das alte und das neue Ich, das Leben und die Vernichtung, sich gegenseitig die Wage halten.

Die psychologische Erklärung aller dieser Fälle kann übrigens nicht zweifelhaft sein: dieselben beruhen auf körperlichen Störungen, welche zunächst eine allgemeine Herabstimmung des Gefühlsvermögens und sodann eine Entartung desselben zur Folge haben. Es bildet sich auf diese Weise eine Gruppe von physischen und seelischen Zuständen, welche langsam und heimlich, aber mit unwiderstehlicher Hartnäckigkeit darauf hinwirken, das Ich in seinen innersten Tiefen zu verändern, wodurch sie sich von den plötzlichen und heftigen, aber nur die Oberfläche des Seelenlebens berührenden Gemütserschütterungen unterscheiden. Zuerst erscheint die neue Art zu sein dem Individuum als etwas Fremdes, ausserhalb seines Ichs Stehendes. Allmählich aber gewöhnt das alte Ich sich an das neue Element, es nimmt dasselbe in sich auf, und schliesslich wird daraus ein integrierender Bestandteil der Persönlichkeit, welcher dieselbe verändert und sie, falls er dazu mächtig genug ist, sogar von Grund aus umwandeln kann.

Aus der Art und Weise, in welcher das Ich sich zersetzt, lassen sich Schlüsse auf die Art seiner Entstehung ziehen. Ohne Zweifel ist die Veränderung in den meisten Fällen nur eine partielle. Obwohl der Kranke für sich und seine Bekannten ein anderer wird, behält er doch immer noch einen gewissen fundamentalen Rest seiner früheren Persönlichkeit. Eine vollständige Umänderung kann in der Praxis nur sehr selten vorkommen: und wenn dann der Patient trotz allem Widerspruch und Gelächter seiner Umgebung behauptet, er sei teilweise oder gänzlich verändert, so hat er im Grunde vollkommen recht. Er kann sich nicht anders fühlen, denn sein Bewusstsein ist nur der seelische Ausdruck seines körperlichen Zustandes. Weit entfernt, unter einer Illusion zu leiden, ist er vielmehr als wahrnehmendes Subjekt durchaus das, was er sein soll. Der Grund seines Irrtums ist die unbewusste und uneingestandene Annahme, dass das Ich eine unabhängige, durch sich selbst existierende und keiner Veränderung unterworfene Wesenheit sei. Diese Annahme treibt ihn instinktiv dazu, in der Veränderung, welche mit ihm stattgefunden hat, einen äusserlichen Vorgang, eine dem Ich aufgenötigte ungewöhnliche und lächerliche Maskierung zu sehen, während doch die Umwandlung eine innerliche ist und in der Zusammensetzung des Ichs selbst das Hinzukommen neuer und das Verschwinden alter Elemente voraussetzt.

Das Gegenstück zu jenen partiellen Veränderungen bilden diejenigen Fälle, in welchen das Selbstbewusstsein eine Steigerung nnd Erweiterung erfährt, bis es sich schliesslich maasslos über sein gewöhnliches Niveau erhebt. Man findet derartige Unregelmässigkeiten im Beginne der allgemeinen Paralyse, in gewissen Fällen von Manie und in dem Erregungstadium des sogenannten zirkulären Irreseins [1]). Es zeigen uns diese Fälle genau die

[1]) [Falret's „folie circulaire“, Baillarger's „folie à double forme“.]

Umkehrung des eben entworfenen Bildes: der Kranke glaubt sich körperlich und geistig äusserst wohl zu befinden und hat ein Gefühl von überströmender Kraft und üppiger Lebensfülle, welches in Reden, Plänen, Unternehmungen und oft auch in einem rastlosen Umherreisen ohne Zweck und Ziel zum Ausdruck kommt. Der Ueberreizung des psychischen Lebens entspricht eine übermässige Steigerung der körperlichen Funktionen. Die Ernährung nimmt in übertriebener Weise zu, Atmung und Blutumlauf werden schneller, der Geschlechtstrieb gewinnt beträchtlich an Stärke, und trotz grosser Kraftausgaben empfindet das Individuum keinerlei Ermüdung. Später gruppieren sich diese Zustände, sie verschmelzen miteinander, und schliesslich erscheint das Ich zu einem grossen Teile verändert. Der eine fühlt sich im Besitz einer herkulischen Kraft, er kann gewaltige Lasten heben, Tausende von Kindern erzeugen, mit einem Eisenbahnzug um die Wette laufen, u. dgl. mehr. Der andere besitzt ein unerschöpfliches Wissen, er glaubt ein grosser Dichter, Erfinder oder Künstler zu sein. Bisweilen nähert sich die Veränderung noch mehr einer völligen Umwandlung: das Gefühl seines unbegrenzten Könnens erfüllt das Individuum so sehr, dass es schliesslich Papst, Kaiser oder Gott zu sein behauptet. Griesinger beschreibt in seinem oben angeführten Werke [1]) diesen Zustand treffend in folgender Weise. „Die übermütige, freche, lustige, ausgelassene, gesteigerte Stimmung, das Gefühl der Freiheit im Streben, die Fülle im Vorstellen ruft nach dem Denkgesetz der Kausalität Vorstellungen von Grösse, Erhabenheit, von grossem Reichtum, einer grossen psychischen oder geistigen Macht etc. hervor, welcher ja unter solchen Umständen allein in dieser Weise das Denken und Streben freigegeben ist. Die exaltierte Stimmung der Freiheit und Kraft muss doch einen Grund haben; es muss ihr doch etwas im Ich entsprechen, das Ich muss momentan ein anderes geworden sein, und dieses

[1]) S. 288.

Anderssein kann nur mit einem Bilde, zu dem jeder augenblickliche Einfall sich brauchen lässt, ausgedrückt werden. Der Kranke kann sich nun Napoleon, Messias, Gott, kurz überhaupt etwas Grosses nennen."

Wir brauchen nicht erst den Nachweis zu führen, dass diese partielle oder vollständige, vorübergehende oder bleibende Umwandlung des Ichs von der gleichen Art wie die in den vorhergehenden Fälle geschilderte ist, und dass sie denselben Mechanismus voraussetzt, mit dem einzigen Unterschiede, dass das Ich sich hier in der entgegengesetzten Richtung verändert, da es nicht eine Einbusse erleidet, sondern eine unnatürliche Steigerung erfährt.

Ein noch viel grösseres Interesse müssen diese Verengerungen und Erweiterungen der Persönlichkeit, diese Umwandlungen des Ichs, welche das Niveau desselben steigen oder sinken lassen, für uns haben, wenn sie bei einem und demselben Individuum regelmässig aufeinander folgen. Dies kommt ziemlich häufig bei dem schon oben erwähnten zirkulären Irresein vor, denn das eigentliche Wesen dieser Krankheit besteht in einem regelmässigen periodischen Wechsel zwischen niedergeschlagener und gehobener Stimmung, einem Wechsel, der bei manchen Kranken auch gelegentlich von lichten Augenblicken unterbrochen wird. Man kann in diesen Fällen eine eigentümliche Erscheinung beobachten. Es pfropfen sich sozusagen auf die ursprüngliche und fundamentale Persönlichkeit, von welcher noch einige sehr veränderte Reste übriggeblieben sind, abwechselnd zwei neue Persönlichkeiten auf, welche nicht nur voneinander durchaus verschieden sind, sondern sich gegenseitig sogar völlig ausschliessen. Zur besseren Veranschaulichung dieser Verhältnisse wollen wir in aller Kürze einige thatsächlich beobachtete Fälle besprechen[1]).

[1]) Man findet dieselben in ausführlicher Darstellung bei Ritti, Traité clinique de la folie à double forme, Paris 1883, Beobachtungen Nr. 17. 19. 30. 31.

Eine Patientin Morel's, die von ihrer Mutter schon mit vierzehn Jahren zur Dirne gemacht worden war, „hatte im späteren Leben alle Qualen der Scham und des Elends empfunden und sich endlich in ein Bordell begeben. Ein Jahr darauf war sie aus diesem Hause hervorgezogen und in das Kloster des guten Hirten zu Metz gebracht worden. Dort war sie zwei Jahre geblieben, und die allzu heftige Umwälzung in ihrem Gefühlsleben hatte bewirkt, dass sie in einen religiösen Wahnsinn verfiel, der schliesslich in tiefe geistige Stumpfheit überging.“ Um diese Zeit kam sie in ärztliche Behandlung, und ihr Zustand zeigt seitdem eine merkwürdige Periodizität. Bald hält sie sich für eine Nonne, bald für eine Buhlerin. Wenn das Stadium des geistigen Stumpfsinns vorüber ist, „beginnt sie in regelmässiger Weise zu arbeiten und beobachtet in ihren Reden durchaus die Regeln des Anstandes und der Schicklichkeit, doch bekundet sie schon die Neigung, sich mit einer gewissen Koketterie zu kleiden. Bald nimmt dieser Hang zu, ihre Augen zeigen einen eigentümlichen Glanz, sie wirft lüsterne Blicke um sich und beginnt zu tanzen und zu singen. Zuletzt werden ihre Worte und erotischen Aufforderungen so unanständig, dass man sie in eine abgelegene Zelle bringen muss. Sie behauptet Frau Poulmaire zu heissen und beschreibt mit der schamlosesten Ausführlichkeit allerlei Szenen aus ihrem früheren Dirnenleben.“ Nach einer weiteren Stumpfheitsperiode „wird sie dann wieder sanft und schüchtern. Sie legt ein beinahe übertriebenes Anstandsgefühl an den Tag und kleidet sich mit asketischer Strenge. Ihre Stimme hat einen eigentümlichen Tonfall. Sie spricht von dem Kloster des guten Hirten in Metz und äussert den Wunsch, wieder in dasselbe einzutreten. Jetzt hält sie sich für die heilige Theresia von Jesus oder für irgend eine andere durch Frömmigkeit berühmte Nonne. Sie spricht von sich nicht mehr im Singular, sondern nur noch im Plural: „„Nimm unser Kleid““, sagt sie zur Krankenpflegerin, „„hier ist unser Taschentuch““. Gemäss den katholischen Ordensregeln glaubt sie nichts mehr als ihr persönliches Eigentum betrachten zu dürfen... Sie sieht Engel, welche ihr zulächeln, und gerät mitunter in Verzückung."

In einem anderen Falle, von dem Krafft-Ebing berichtet, war ein nervenkranker Mann, der von einem irrsinnigen Vater abstammte, „während der Depressionsperiode von Widerwillen gegen die Welt erfüllt, trug sich mit Todes- und Ewigkeitsgedanken und äusserte die Absicht, Priester zu werden. Während der Erregungsperioden dagegen war er stürmisch lebhaft, studierte mit rasendem Eifer, wollte von der Theologie nichts mehr wissen und dachte nur noch daran, als Arzt zu praktizieren."

Eine hervorragend begabte und hochgebildete Irrsinnige in Charenton „wechselte von Tag zu Tag in Gedanken ihre Person und Lebensstellung. Bald war sie eine mit einem Kaiser verlobte Prinzessin, bald eine demokratische Frau aus dem Volke, bald verheiratet und schwanger, bald ledig und jungfräulich. Sie hielt sich auch nicht selten für einen Mann und verfasste an einem solchen Tage einmal ein Gedicht, in welchem sie behauptete, ein wichtiger politischer Gefangener zu sein."

Zuletzt sei noch ein Fall angeführt, bei dem man die vollständige Ausbildung einer zweiten Persönlichkeit beobachten kann. „Ein Geisteskranker in der Anstalt zu Vanves", sagt Billod [1]), „liess sich ungefähr alle achtzehn Monate den Bart stehen, zeigte in seinem ganzen Wesen eine auffallende Veränderung und stellte sich den Hausbewohnern als einen Artillerieleutnant Nabon vor, der kürzlich aus Afrika zurückgekehrt sei, um seinen Bruder zu vertreten. Er behauptete, von diesem Bruder über alle anwesenden Personen nähere Mitteilungen erhalten zu haben, und bat um die Vergünstigung, bei seiner Ankunft jedem einzelnen vorgestellt zu werden. Nachdem dies geschehen, blieb er jedesmal mehrere Monate hindurch in sicht-

[1]) Annales médico-psychologiques 1858. Ritti, a. a. O. S. 156.

lich gehobener Stimmung und passte während dieser Zeit sein ganzes Benehmen der eingebildeten neuen Individualität an. Schliesslich verkündete er, sein Bruder sei wieder zurückgekehrt, um ihn abzulösen, und befinde sich schon unten im Dorfe. Er liess sich seinen Bart scheren, änderte seine Haltung und seine Manieren und nannte sich wieder mit seinem eigentlichen Namen. Doch machte er nunmehr einen durchaus schwermütigen Eindruck, ging langsam und schweigend umher, suchte die Einsamkeit und las mit Vorliebe in der Nachfolge Christi oder in den Kirchenvätern. Dieser Zustand, der in gewisser Hinsicht ein klarer genannt werden konnte, den wir aber keineswegs als normal bezeichnen wollen, hielt so lange an, bis der Leutnant Nabon zurückkehrte.“

Die beiden ersten der oben angeführten Fälle sind genau genommen nur Uebertreibungen, d. h. sie zeigen uns Vorgänge, die sich schon im normalen Zustande beobachten lassen, in einer bedeutenden Vergrösserung. Das Ich jedes Menschen besteht aus widerstreitenden Trieben der verschiedensten Art, aus Tugenden und Lastern, Bescheidenheit und Stolz, Geiz und Verschwendungssucht, Trägheit und Arbeitslust, u. s. w. Für gewöhnlich halten sich diese feindlichen Strebungen die Wage, oder es fehlt wenigstens derjenigen, welche in den Vordergrund tritt, nicht an einem gewissen Gegengewichte. Bei jenen Kranken dagegen ist infolge physischer Bedingungen, die sich ziemlich genau angeben lassen, die Erhaltung des Gleichgewichts von vornherein ausgeschlossen; überdies entwickelt sich bei ihnen eine einzelne Gruppe von Trieben in so übermässiger Weise, dass die denselben widerstreitenden Strebungen mehr oder weniger verkümmern müssen, und wenn dieser Zustand eine Zeit lang angehalten hat, tritt ein Rückschlag in der umgekehrten Richtung ein, so dass das Ich dieser Leute sich nicht, wie bei normalen Charakteren, in gleichmässigen Schwankungen zwischen den Endpolen der menschlichen Natur bewegt, sondern beständig aus einem Extrem in das andere verfällt. Beiläufig wollen wir noch erwähnen, dass die beschriebenen Verirrungen des Ichbewusstseins ein Herabsinken auf eine tiefere Entwicklungsstufe mit einfacheren Verhältnissen bedeuten, doch können wir auf diesen Punkt hier noch nicht näher eingehen.

2.

Da die Ernährungsthätigkeit weniger eine einzelne Funktion als vielmehr die Grundeigentümlichkeit alles Lebenden ist, so haben die Triebe und Gefühle, welche damit zusammenhängen, einen sehr allgemeinen Charakter. Anders verhält es sich mit den Trieben und Gefühlen, welche zu der Erhaltung der Art in Beziehung stehen. Da hier die Funktion an einen bestimmt abgegrenzten Teil des Organismus gebunden ist, so haben jene Triebe und Gefühle auch ein ganz bestimmtes Gepräge. Die Funktion der Arterhaltung ist demnach sehr wohl geeignet, unsere Behauptung durch Erfahrungsthatsachen zu stützen; denn wenn die Persönlichkeit eine Zusammensetzung ist, die sich mit ihren Grundelementen verändert, so muss eine Umwandlung, Entartung oder widernatürliche Verirrung der geschlechtlichen Instinkte notwendigerweise auch eine Umwandlung, Entartung oder Verirrung des Selbstbewusstseins zur Folge haben.

Dass sich dies in Wirklichkeit so verhält, wird durch einige allgemein bekannte Thatsachen erwiesen, aus denen man freilich meistens nicht die richtigen Schlüsse zieht.

In erster Linie erinnern wir an die Vorgänge bei der Pubertätsentwicklung. Es erscheint während dieser Lebensperiode im Bewusstsein des Individuums eine neue Gruppe von Empfindungen nebst den daraus entstehenden Gefühlen und Ideen, und dieser fortwährende Andrang ungewohnter Geisteszustände, die sich beständig geltend machen, weil ihre Ursache beständig fortwirkt, und die untereinander koordiniert sind, weil sie aus einer und derselben Quelle entspringen, muss nach und nach in der Verfassung des Ichs tiefgreifende Veränderungen herbeiführen. Das Individuum fühlt in sich eine gewisse Unentschlossenheit, ein heimliches und unbestimmtes Missbehagen, dessen eigentliche Ursache ihm verborgen bleibt; allmählich aber werden die neuen Elemente des Seelenlebens von dem alten Ich assimiliert und aufgenommen, bis sie schliesslich einen integrierenden Bestandteil desselben bilden. Die Persönlichkeit ist nunmehr teilweise eine andere geworden, sie hat nach und nach einen geschlechtlichen Charakter erhalten, d. h. die Entwicklung der Fortpflanzungsorgane und ihrer Verrichtungen nebst den damit zusammenhängenden Instinkten, Sinnesvorstellungen, Gefühlen und Ideen hat in der geschlechtslosen Persönlichkeit des Kindes eine Differenzierung bewirkt, infolge deren das Individuum sich fortan im vollen Sinne des Wortes als ein männliches oder weibliches Wesen fühlt. Andeutungsweise ist die geschlechtliche Scheidung im Bewusstsein allerdings auch schon vor der Pubertätszeit vorhanden gewesen, und dieser Umstand macht es erklärlich, dass die Entwicklung zur Reife nicht als ein plötzlicher, schroffer Bruch mit der Vergangenheit erscheint, durch den eine vollständige Umwandlung der Persönlichkeit herbeigeführt werden müsste.

Wenden wir uns nunmehr von der Betrachtung der normalen Verhältnisse zu Ausnahmefällen und krankhaften Erscheinungen, so sehen wir, dass abnorme Zustände der Geschlechtsorgane mannigfaltige Veränderungen und Umwandlungen des Selbstbewusstseins zur Folge haben.

Bekannt ist der Einfluss des Verschneidens auf die Entwicklung der Tiere. Eine ähnliche Wirkung übt dasselbe auf den Menschen aus. Abgesehen von einigen Ausnahmen (die uns zum Teil sogar in der Geschichte begegnen), zeigen die Hämmlinge eine abweichende geistige Entwicklung. „Alles, was man über sie weiss“, sagt Maudsley, „bestätigt die Ansicht, dass sie meistens falsch, lügnerisch, feige, missgünstig, boshaft, aller sozialen und sittlichen Gefühle bar, kurz am Geiste ebenso, wie am Körper verstümmelt sind.“ Ob diese moralische Verkommenheit unmittelbar von der Kastration herrührt, wie einige

Gelehrte behaupten, oder ob sie mittelbar durch die zweifelhafte gesellschaftliche Stellung der Eunuchen herbeigeführt wird, ist für unsere Untersuchung ziemlich gleichgültig, denn mag die Ursache direkt oder indirekt wirken, sie bleibt ihrem Wesen nach immer dieselbe.

Bei den Zwittern wird das, was sich der Theorie nach erwarten lässt, durch die Erfahrung in jeder Hinsicht bestätigt. Sie besitzen neben den äusserlichen Merkmalen des einen Geschlechtes gewisse Charakterzüge, welche dem anderen eigentümlich sind. Doch finden sich die beiden geschlechtlichen Funktionen bei ihnen nicht in voller Ausbildung, denn die Zeugungsorgane sind meist so mangelhaft entwickelt, dass sie nie zu einer wirklichen Verwendung kommen können. Der geistige Charakter dieser Geschöpfe ist bald geschlechtslos, bald männlich oder weiblich. Man findet dafür zahlreiche Beispiele in den einschlägigen Spezialwerken[1]. „Bisweilen wird ein Hermaphrodit, der zuerst eine grosse Vorliebe für das weibliche Geschlecht an den Tag gelegt hat, durch den Descensus testiculorum in dieser Hinsicht völlig umgewandelt.“ Eine kürzlich von Dr. Magitot beobachtete zwitterhafte Frau zeigte bald entschieden weibliche, bald ebenso ausgesprochen männliche Neigungen. „Gewöhnlich beruhen die Störungen im Gemütsleben und in dem sittlichen Wesen der Zwitter unmittelbar auf der fehlerhaften körperlichen Organisation. Doch ist, wie Tardieu bemerkt, auch der Einfluss der Gewohnheiten und Beschäftigungen, zu welchen derartige Individuen infolge einer Verkennung ihres wahren Geschlechtes von Jugend auf angehalten werden, nicht zu unterschätzen. Manche, die als Mädchen erzogen, gekleidet, angestellt und vielleicht auch verheiratet worden sind, behalten [selbst dann, wenn ihre spätere Entwicklung beweist, dass sie eigentlich mehr Männer sind,] die Denkweise

[1]) Man vgl. besonders Isid. Geoffroy Saint-Hilaire, Histoire des anomalies, 2. Band, S. 65 ff. und Tardieu et Laugier, Dictionnaire de médecine, Artikel Hermaphroditisme.

und die Manieren des anderen Geschlechtes bei. So z. B. der im Alter von achtzig Jahren verstorbene Maria Arsano, welcher durch seine weiblichen Lebensgewohnheiten einen durchaus frauenhaften Charakter erhalten hatte.“

Es liegt nicht in unserer Absicht, hier die verschiedenen Abweichungen und Verirrungen des Geschlechtstriebes zu besprechen, welche alle der Persönlichkeit ihren Stempel aufdrücken und sie in grösserem oder geringerem Umfange sowie auf längere oder kürzere Zeit beeinträchtigen [1]). Ihren Höhepunkt erreichen jene partiellen Veränderungen in einer vollständigen Umwandlung des Geschlechtsbewusstseins. Es giebt dafür zahlreiche Beispiele; das folgende mag als Muster dienen. Lallemant erzählt von einem Kranken, „der sich für eine Frau hielt und an einen eingebildeten Liebhaber Briefe schrieb. Bei der Sektion zeigte sich eine krankhafte Vergrösserung und Verhärtung der Vorsteherdrüse und eine Veränderung der Ductus eiaculatorii“. Man darf wohl annehmen, dass bei vielen derartigen Patienten eine Entartung der geschlechtlichen Empfindungen oder ein gänzliches Erlöschen derselben stattgefunden hat. Doch giebt es auch andere nicht weniger bemerkenswerte Fälle, in denen sich diese Annahme nicht zu bestätigen scheint. In Leuret's Fragments psychologiques z. B. finden sich mehrere eingehende Berichte über Personen, welche das Wesen, die Gewohnheiten, die Stimme und, falls es ihnen möglich war, auch die Kleidung ihres eingebildeten Geschlechtes angenommen hatten, ohne dass in ihren Zeugungsorganen irgendwelche anatomische oder physiologische Unregelmässigkeit zu bemerken gewesen wäre [2]). Jedenfalls liegt der Ausgangspunkt der Umwandlung in diesen Fällen nicht im Geschlechtsorgane selbst, sondern im Gehirn oder Rückenmark. Denn was wir über die

---

[1]) Eine ausführliche Erörterung dieser Frage bringt Dr. Gley's Artikel „Sur les aberrations de l'instinct sexuel“ in der Revue philosophique, Jan. 1884.

[2]) S. 114 ff.

Mitwirkung der Genitalien bei der Zusammensetzung oder Veränderung der Persönlichkeit gesagt haben, bezog sich nicht allein auf die durch ihren anatomischen Bau abgegrenzten Zeugungsorgane selbst, sondern zugleich auch auf die Verbindungen derselben mit den entsprechen Teilen des Gehirns. Die Physiologen suchen das Reflexzentrum der Geschlechtsempfindungen in der Lendengegend des Rückenmarkes. Der Weg von da bis zum Gehirn ist vorläufig noch unbekannt. Denn die Annahme Gall's, dass das kleine Gehirn der Sitz der sinnlichen Liebe sei, zählt jetzt nur noch wenige Anhänger, obschon einige Beobachtungen von Budge und Lussana dafür zu sprechen scheinen. Jedenfalls aber müssen die geschlechtlichen Eindrücke, da sie vom Geiste wahrgenommen werden, bis ins Gehirn gelangen, und es muss in diesem Organe Zentren geben, welche die physischen Vertreter der Genitalien sind, und von denen aus dieselben auch wieder durch seelische Reize in Bewegung gesetzt werden können. Welcher Art diese Nervenelemente sind, und wie es sich mit ihrer Zahl und Lokalisation verhält, ist dabei gleichgültig. Da nun durch die Erweckung eines einzelnen Bewusstseinszustandes gewöhnlich auch andere Bewusstseinszustände mit ins Leben gerufen werden, so muss zwischen jenen psycho-physischen Zuständen, welche mit dem Geschlechtsleben zusammenhängen, und einer gewissen Gruppe anderer psychophysischer Zustände eine Assoziation bestehen. In den eben angeführten Fällen, in welchen trotz normaler Beschaffenheit der Zeugungsorgane das Geschlechtsbewusstsein bis zur völligen Umkehrung verwirrt erschien, hat demnach offenbar eine Störung der Gehirnthätigkeit stattgefunden, deren Ergebnis ein „fixer“ Bewusstseinszustand ist. Diese fest eingewurzelte Zwangsvorstellung, welche das ganze Bewusstsein ausfüllt und sich durch nichts verdrängen lässt, erweckt in ihrem Streben, sich zu vervollständigen, beinahe automatisch naheliegende natürliche Assoziationen, welche gleichsam von ihr ausstrahlen, nämlich die Gefühle, den Gang, die Sprache und die Tracht des eingebildeten

Geschlechtes. Es ist eine Umwandlung, die nicht von unten, sondern von oben kommt, und die uns in einem Einzelfalle den sogenannten Einfluss des Körpers auf den Geist zeigt. Wir werden später nachzuweisen versuchen, dass das Ich, auf welches sich die Theorieen der meisten Psychologen beziehen, und das nicht mit dem wirklichen Ich zu verwechseln ist, auf ähnliche Weise gebildet wird. Uebrigens gehören die eben angeführten Fälle mehr zu den intellektuellen Verirrungen des Selbstbewusstseins, welche wir im nächsten Kapitel besprechen werden.

Bevor wir diesen Gegenstand verlassen, müssen wir noch einige Thatsachen berühren, welche sich nach unserer Hypothese überaus schwer erklären lassen, die man aber doch kaum ernstlich gegen uns ins Feld führen wird. Wir meinen die in letzter Zeit so häufig erörterten Umkehrungen des Geschlechtstriebes. Wie man sich erinnern wird, haben nämlich Westphal, Krafft-Ebing, Charcot und Magnan, Servaës, Gock[1]) und andere Irrenärzte unter ihren Patienten gewisse Individuen beobachtet, welche bei ganz normaler körperlicher Veranlagung eine angeborene, instinktmässige und sehr leidenschaftliche Vorliebe für Personen desselben Geschlechtes zu erkennen gaben, während sie gegen das andere Geschlecht eine ebenso ausgesprochene Abneigung an den Tag legten, kurz „Frauen, die körperlich Frauen und geistig Männer, und Männer, die körperlich Männer und geistig Frauen waren". Diese Erscheinungen widerstreiten allem, was uns Logik und Erfahrung lehren, denn sie zeigen uns einen vollkommenen Gegensatz zwischen Körper und Geist. Auf den ersten Blick zwar scheinen sie für die Richtigkeit der Annahme zu sprechen, dass das Ich eine Wesenheit sei, da sie gewissermaassen die Selbstbestimmung und unabhängige Existenz desselben erweisen. Bei genauerer Betrachtung jedoch erkennt man, dass dieser Schluss durchaus verfehlt sein würde, weil er

[1]) Charcot et Magnan, Archives de Neurologie, 1882, Nr. 7 und 12. — Westphal, Archiv für Psychiatrie, 1870 und 1876. — Krafft-Ebing, ebenda 1877, u. s. w.

nur auf zwei sehr schwachen Grundlagen ruht, nämlich einerseits auf einer Anzahl ganz vereinzelter Thatsachen und andererseits auf der augenblicklichen Schwierigkeit, dieselben zu erklären. Niemand wird leugnen, dass die Umkehrungen des Geschlechtstriebes nur einen verschwindenden Bruchteil der durch die Erfahrung gegebenen Fälle bilden. Ihre Seltenheit kennzeichnet sie als Ausnahmen, ihre Beschaffenheit als psychologische Monstrositäten.

Immerhin müssen diese Monstrositäten, da sie keine Wundererscheinungen sein können, doch irgend eine natürliche Ursache haben, und in der That liessen sich verschiedene Erklärungen für dieselben vorschlagen. Da jedoch keine derselben völlig befriedigend sein würde, wollen wir den Leser damit verschonen. Wie jede andere exakte Wissenschaft, muss die Psychologie sich in gewissen Punkten mit einer vorläufigen Unkenntnis zufrieden geben und dies auch offen eingestehen. Sie unterscheidet sich dadurch von der Metaphysik, welche alles und jedes erklären will. Die Gelehrten, welche die Umkehrung des Geschlechtstriebes vom rein medizinischen Standpunkte aus studiert haben, betrachten die Opfer derselben als Entartete. Für uns würde es interessant sein, zu erfahren, warum die Entartung hier gerade diesen und nicht einen anderen Weg eingeschlagen hat. Wahrscheinlich liegt der Schlüssel zu dem Geheimnis in dem verwickelten Mechanismus der Vererbung, in dem Zusammenwirken der mannigfachen männlichen und weiblichen Einflüsse, welche sich dabei das Feld streitig machen, doch überlassen wir die Erforschung dieses Gebietes anderen scharfsinnigeren und glücklicheren Köpfen. Sieht man aber auch ganz von der Frage nach den Ursachen ab, so muss man jedenfalls zugeben, dass jene Kranken ebenso wie die von Leuret beschriebenen und andere, bei denen ähnliche Erscheinungen zu beobachten sind, eine abnorme Entwicklung der Gehirnthätigkeit zeigen. Im übrigen ist der Einfluss der Geschlechtsorgane auf die Bildung und Beschaffenheit des Charakters eine so wenig bestrittene Thatsache, dass wir denselben nicht weiter zu betonen brauchen, und dass uns eine hypothetische Erklärung des umgekehrten Geschlechtstriebes bei unsere Untersuchung nicht weiter fördern würde.

3.

Die verschiedenartigen Triebe und Gefühle, welche mit der Erhaltung des Individuums oder mit der der Spezies zusammenhängen, haben ihre ganz bestimmten materiellen Voraussetzungen, die ersteren in der Gesamtheit des organischen Lebens, die letzteren in einem besonderen Organe. Wenden wir uns aber von den ursprünglichen und fundamentalen Formen des Gemütslebens zu denen höherer Art, welche erst später bei der weiteren Entwicklung zu Tage treten, nämlich zu den geselligen, sittlichen, intellektuellen und ästhetischen Trieben u. s. w., so bemerken wir, dass es nicht allein unmöglich ist, für dieselben unmittelbare physische Grundlagen aufzufinden (ein Umstand, der uns zu einem unsicheren Herumtasten verurteilt), sondern dass sie auch nicht mehr denselben Grad von Allgemeinheit besitzen; das letztere liesse sich höchstens von den geselligen und sittlichen Trieben behaupten; unter den anderen bringt kein einziger das Individuum in seiner Gesamtheit zum Ausdruck, denn jeder vertritt nur eine einzelne Gruppe aus der Summe der vorhandenen Strebungen. Deswegen ist auch keiner jener Triebe für sich allein im stande, eine völlige Veränderung der Persönlichkeit herbeizuführen. Solange die beiden Gewohnheiten, welche man als Körpergefühl und Gedächtnis bezeichnet, nicht in Mitleidenschaft gezogen werden, ist eine völlige Metamorphose ausgeschlossen: Der Mensch kann wohl *anders*, aber nicht *ein anderer* werden.

Und doch sind auch diese partiellen Veränderungen in gewisser Hinsicht interessant, da sie uns den Uebergang vom normalen zum krankhaften Zustande zeigen. In unserer Arbeit über die Krankheiten des Willens haben wir wiederholt darauf hingewiesen, dass sich schwache Anfangsformen der ernstlichen Störungen tagtäglich bei ganz gesunden Menschen beobachten lassen. Das nämliche gilt für das Ich. Auch dieses hat, wie uns die tägliche Erfahrung lehrt, schon im normalen Zustande wenig festen Zusammenhang und innere Einheit. Sehen wir von den Charakteren aus éinem Gusse ab (welche es streng genommen garnicht giebt), so bemerken wir bei jedem von uns die verschiedenartigsten Triebe, unter denen die denkbar grössten Gegensätze vertreten sind. Und wie sich zwischen diesen Gegensätzen alle möglichen Abstufungen und Uebergänge finden, so trifft man auch die mannigfaltigsten Kombinationen der vorhandenen Triebe untereinander. Denn das Ich ist nicht nur ein Gedächtnis zum Aufspeichern von Erinnerungen, welche in Beziehung zur Gegenwart gesetzt werden, sondern es ist auch eine Summe von Instinkten und anderen Trieben, in denen seine angeborene und erworbene Eigenart zum praktischen Ausdruck kommt. Das Gedächtnis ist sozusagen das statische, die Gruppe der Triebe das dynamische Ich. Wenn man sich entschliessen könnte, die unser ganzes Denken unbewusst beherrschende Vorstellung aufzugeben, dass das Ich eine Wesenheit sei, ein Vorurteil, welches in uns teils durch die Erziehung, teils durch das angebliche Zeugnis des Bewusstseins erweckt und genährt worden ist, und wenn man statt dessen die Persönlichkeit als das ansehen wollte, was sie wirklich ist, nämlich als eine Koordination von Trieben und seelischen Zuständen, deren nächste Ursache in der Koordination und in dem Konsensus des Organismus gesucht werden muss, so würde man nicht mehr über jene bei beweglichen Geistern fortwährend, bei beständigen Charakteren nur selten stattfindenden Schwankungen in Erstaunen geraten, welche uns die Person auf längere oder kürzere Zeit oder auch nur auf Augenblicke in einem neuen Lichte zeigen. Dieselben erklären sich einfach auf folgende Weise: Eine schon vorhandene Strebung wird durch einen besonderen körperlichen Zustand oder durch einen äusseren Einfluss verstärkt: sie bildet zunächst einen Anziehungspunkt für die unmittelbar mit ihr verknüpften Zustände und Triebe; nach und nach ordnen sich ihr immer weitere Vorstellungskreise unter, und schliesslich zeigt sich der Schwerpunkt des Ichs verschoben, und die Persönlichkeit ist eine andere geworden. Faust sagt: „Zwei Seelen wohnen, ach, in meiner Brust". In Wirklichkeit aber handelt es sich nicht um eine blosse Zweiteilung. Wenn auch die Moralschriftsteller, Dichter, Novellisten und Dramatiker sich immer von neuem bemüht haben, uns den Kampf eines zwiefachen Ichs in einer und derselben Seele zu veranschaulichen [1]), so giebt uns doch die alltägliche Erfahrung ein noch viel besseres Bild von dem wahren Sachverhalte: sie zeigt uns, dass jeder Mensch eine noch grössere Zahl von Persönlichkeiten besitzt, die abwechselnd in den Vordergrund treten und dabei ihre Rivalinnen völlig in den Schatten stellen. So wenig dramatisch dies auch ist, entspricht es doch mehr der Wahrheit. „Unser Ich", sagt Griesinger, „ist zu verschiedenen Zeiten ein sehr verschiedenes, jenachdem Alter, verschiedene Lebenspflichten, Erlebnisse, momentane Erregungen diese oder jene dann eben das Ich repräsentierende Vorstellungsmasse mehr entwickelt und in den Vordergrund gedrängt haben. Wir sind „„ein anderer und doch derselbe"". Mein Ich als Arzt, mein Ich als Gelehrter, mein sinnliches Ich, mein moralisches Ich u. s. w., d. h. die Komplexe von Vorstellungen, Trieben und Willensrichtungen, die durch jene Worte bezeichnet werden, können mit einander in Widerspruch geraten und der eine zu verschiedenen Zeiten die anderen zurückdrängen. Nicht nur Inkonsequenz und Zerfahrenheit des Vorstellens und Wollens, sondern auch — wegen des beständigen hemmenden Widerspruchs aller übrigen — völlige Energielosigkeit auf jeder einzelnen dieser Seiten müsste die Folge sein, wenn nicht einige wenige, dunklere oder be-

[1]) [Vgl. darüber u. a. Edmond Roisset, Das „Doppel-Ich" in der neuesten französischen Litteratur. Nord und Süd, 64. Band, 1893, S. 328.]

wusstere Grundrichtungen auf allen diesen Gebieten wiederkehrten[1].“ Der ausdrucksgewandte Redner, welcher sich beim Sprechen selbst beurteilt, der Schauspieler, welcher sein eigenes Spiel beobachtet, und der Psychologe, der sich selbst zum Gegenstande seines Studiums macht, zeigt ebenfalls aufs deutlichste jene innere Spaltung des Ichs im normalen Zustande.

Zwischen jenen flüchtigen und partiellen Umwandlungen, deren psychologische Bedeutung man wegen ihres alltäglichen Vorkommens nicht genügend zu würdigen pflegt, und den später zu besprechenden schweren Krankheitsfällen liegen als Uebergangsformen gewisse Veränderungen des Ichbewusstseins, welche entweder beständiger oder tiefgehender oder auch beides sind. Der Säufer z. B. führt ein vollständiges Doppelleben: bald ist er nüchtern, verständig und arbeitsam, bald übermannt ihn seine verhängnisvolle Leidenschaft so sehr, dass er leichtsinnig und ausschweifend wird und in einem Zustande taumelnder Bewusstlosigkeit dahinvegetiert. Wir haben hier sozusagen zwei an einen gemeinsamen Leib gekettete unvollständige und einander feindliche Personen vor uns. Aehnlich verhält es sich mit denjenigen Individuen, welche unter der Herrschaft unwiderstehlicher Antriebe stehen und behaupten, wider ihren eigenen Willen von einer fremden Macht zum Handeln getrieben zu werden. Wir können auch noch an die mit dem Erlöschen der Hautempfindlichkeit zusammenhängenden Charakterveränderungen erinnern, welche von verschiedenen Irrenärzten beschrieben worden sind. Einen der interessantesten Fälle hat Renaudin beobachtet. Ein junger Mann, dessen Betragen jederzeit musterhaft gewesen war, begann plötzlich die schlechtesten Neigungen an den Tag zu legen. Symptome des Irrsinns waren an ihm nicht zu bemerken, dagegen konnte man sehen, dass die ganze Ober-

---

[1]) Griesinger, Die Path. u. Ther. der psych. Krankh. S. 49. Man vgl. auch eine gute Arbeit von Paulhan über die „Variations de la personnalité à l'état normal“ in der Revue philosophique, Juni 1882.

fläche seiner Haut vollständig gefühllos geworden war. Dieser Zustand hielt nicht unverändert an, sondern zeigte periodische Unterbrechungen, und auf diese Weise war auch die Gemütsart des Patienten fortwährenden Schwankungen unterworfen. Sobald die Haut zu fühlen begann, war er fügsam und freundlich und begriff vollkommen das Peinliche seiner Lage. Sobald dagegen das Gefühl wieder erlosch, beherrschten ihn sofort aufs neue die schlimmsten Triebe, die sich, wie wir einmal beobachtet haben, sogar bis zur Mordlust steigern konnten." Maudsley berichtet einige ähnliche Fälle, die er bei Kindern beobachtet hat, und knüpft daran folgende Betrachtungen: „Diese spezielle Veränderung der Hautempfindlichkeit giebt uns mancherlei Aufschlüsse über die tiefe und allgemeine Schwächung der Empfindungsfähigkeit des gesamten Nervensystems, welche bei jenen jugendlichen Individuen in einer eigentümlichen Verkehrtheit der Neigungen und Antipathieen zu Tage tritt und ihren Charakter jedem erziehlichen Einflusse unzugänglich macht. Man kann Kinder dieser Art niemals dazu bringen, mit anderen Kindern zu spielen oder zu arbeiten; die Eindrücke, welche sie erhalten, werden von ihnen falsch und unnatürlich aufgefasst, und da sie sich infolgedessen niemals wirklich an ihre Umgebung anpassen können, leben sie mit derselben in einem beständigen Widerstreite; die motorischen Reaktionen, d. h. die Willensakte und Handlungen, welche aus diesem abnormen Fühlen und Denken hervorgehen, sind natürlich ebenso verkehrt: wofern sie nicht direkt auf Zerstörungen gerichtet sind, tragen sie wenigstens den Stempel des Sinn- und Zwecklosen. Kurz, die Gefühllosigkeit der Haut ist in diesen Fällen, gerade wie bei dem angeborenen Blödsinn, ein äusseres sichtbares Anzeichen für einen inneren unsichtbaren Mangel[1])."

Wie man sieht, kommen wir bei den Störungen im Gemüts-

---

[1]) Maudsley, The Pathology of Mind, London, 1879, S. 287. — Moreau (in Tours), Psychologie morbide, S. 313. — Rendu, Des anesthésies spontanées, S. 60—67.

leben unter allen Umständen wieder auf den Organismus zurück, doch macht dies den Ueberblick über das verschiedenartige Thatsachenmaterial nicht nutzlos und uninteressant, denn wir lernen bei dieser Rundschau die mannigfaltigsten Formen und Variationen der Persönlichkeit kennen. Da kein einziger Fall sich mit einem zweiten vollständig deckt, zeigt uns jeder eine besondere Art der Zersetzung des Ichs.

Bei den zuletzt angeführten Fällen konnten wir noch eine Umwandlung des Charakters ohne gleichzeitige Störungen des Gedächtnisses konstatieren. Je tiefer wir aber in das Thatsachenmaterial eindringen, um so deutlicher sehen wir, dass dies nicht immer der Fall ist, und wir werden dadurch von selbst zu der Folgerung geführt, dass die Persönlichkeit nicht allein auf der körperlichen Organisation und auf den Trieben und Gefühlen beruht, welche diese Organisation zum Ausdruck bringen, sondern dass bei ihrer Bildung auch das Gedächtnis in hervorragender Weise beteiligt ist.

Wenn, wie in den obigen Fällen, nur der erste der beiden Faktoren eine Modifikation erleidet, so wird der Zusammenhang des Ichs nur vorübergehend gelöst, und die Veränderung der Persönlichkeit ist lediglich eine partielle. Wenn die Veränderung dagegen so weit geht, dass auch die physischen Grundlagen des Gedächtnisses von einer Art Lähmung betroffen werden, welche die Wiederbelebung derselben dauernd verhindert, so haben wir es mit einer vollkommenen Umwandlung der Persönlichkeit zu thun; das Individuum hat dann keine Vergangenheit mehr und lebt in einer neuartigen Gegenwart, es erhält nach und nach ein anderes Ich, welches von dem früheren Ich in den meisten Fällen überhaupt nichts mehr weiss. Wir haben dafür Beispiele, die so allgemein bekannt sind, dass es genügen wird, sie hier einfach aufzuzählen, nämlich die von Macnish beobachtete Amerikanerin und die beiden Patienten der Doktoren Azam und Dufay[1]). Wegen ihres allgemeinen Cha-

[1]) Genaueres findet man bei Taine, De l'Intelligence, Band I,

rakters gehören diese Fälle eigentlich in keine besondere Rubrik, und wir führen sie gerade hier nur deshalb an, weil sie uns deutlich zeigen, dass der Uebergang von einer Persönlichkeit zu einer anderen immer eine Veränderung des Charakters zur Folge hat, die ohne Zweifel mit der die ganze Situation beherrschenden unbekannten Veränderung des Organismus zusammenhängt. Azam weist auf diese Veränderung zu wiederholten Malen ausdrücklich hin: seine Patientin ist während der einen Periode finster, kalt und verschlossen, während der anderen heiter, mitteilsam und stürmisch lebhaft. Noch deutlicher tritt der Wechsel des Charakters bei einem anderen Falle hervor, den wir in aller Ausführlichkeit mitteilen wollen[1]).

Es handelt sich dabei um einen jungen Mann Namens V. L., der nach einer Gemütserschütterung ein Jahr lang ein gänzlich verändertes Wesen zeigte und dann infolge eines hysterisch-epileptischen Anfalls dieses Jahr völlig aus dem Gedächtnis verlor.

Er war das uneheliche Kind einer notorisch liederlichen Frauensperson und eines unbekannten Vaters. Sobald er laufen konnte, begann er sich bettelnd auf der Strasse herumzutreiben. Später stahl er und wurde dafür in die Arbeiterkolonie von Saint-Urbain geschickt, wo man ihn bei der Bebauung des Bodens verwendete. Dort griff er eines Tages, als er in einem Weinberg arbeitete, zugleich mit einem Bündel Reben eine Schlange auf und erschrak darüber so heftig, dass er abends nach seiner Rückkehr in die Kolonie das Bewusstsein verlor.

S. 165; Azam, Revue scientifique, 20. Mai u. 18. September 1876, 10. November 1877, 8. März 1879; u. Dufay, ebenda, 15. Juli 1876. Ueber die Rolle des Gedächtnisses bei diesen pathologischen Fällen haben wir in unseren Maladies de la mémoire gesprochen. (In der deutschen Ausgabe „Das Gedächtnis und seine Störungen". Hamburg. Voss. 1882. S. 61 ff.)

[1]) Der erste Teil dieser von Dr. Camuset aufgezeichneten Beobachtung findet sich aufführlich in den Annales médico-psychologiques, Januar 1882.

Dieser Ohnmachtsanfall wiederholte sich noch mehrmals, dabei wurden seine Beine immer schwächer, und schliesslich bildete sich eine Lähmung der unteren Gliedmaassen aus, während sein Verstand keine Einbusse erlitt. Er wurde nach dem Krankenhause in Bonneval gebracht. Während man ihn dort behandelte, „hatte sein Gesicht immer einen offenen, freundlichen Ausdruck, sein Wesen war sanft, und er zeigte sich für die ihm zugewandte Pflege sehr erkenntlich. Bei Gelegenheit erzählte er eingehend seine Lebensgeschichte und sprach auch von seinen Diebstählen, welche er durch die Hülflosigkeit seiner Lage und durch den schlechten Einfluss anderer Vagabunden entschuldigte. Er versicherte, dass ihn seine Vergangenheit mit Scham und Reue erfülle, und versprach in Zukunft ein besseres Leben zu führen. Da seine Beine gelähmt blieben und stark eingeschrumpft und zusammengezogen waren, beschloss man ihn zum Schneider auszubilden. Man brachte ihn jeden Morgen in die Werkstatt und setzte ihn dort auf einen Tisch, wo er bei seinem Zustande leicht und natürlich die handwerksmässige Stellung einnehmen konnte. Nach zwei Monaten nähte er schon ziemlich gut und zeigte grossen Eifer bei der Arbeit, sodass man mit seinen Fortschritten sehr zufrieden war. (Ausserdem verstand er auch zu lesen und mit einer gewissen Fertigkeit zu schreiben.)“

Um diese Zeit wurde er von einem hysterisch-epileptischen Anfall heimgesucht, welcher fünfzig Stunden dauerte und mit einem ruhigen Schlummer endete. Als er aus diesem Schlummer erwachte, zeigte es sich, dass seine neue Persönlichkeit völlig verschwunden und an ihre Stelle wieder die alte getreten war.

„Er bat sogleich um seine Kleider, um aufstehen zu können, und es gelang ihm auch, sich anzuziehen, obwohl er sich dabei noch sehr ungeschickt anstellte. Dann machte er einige Schritte in dem Saale, und wenn er auch wegen des atrophierten Zustandes seiner Muskeln noch etwas wankte und sich schlecht auf den Beinen halten konnte, so war doch die eigentliche Lähmung nicht mehr vorhanden. Als er sich fertig angezogen hatte, erklärte er sich bereit, mit seinen Genossen zur Landarbeit hinauszugehen. Offenbar glaubte er noch in Saint-Urbain zu sein und wollte seine gewöhnliche Beschäftigung wieder aufnehmen. Er erkannte weder die Aerzte und Wärter noch die anderen Patienten in dem Schlafsaale von Bonneval wieder und hatte überhaupt jegliche Erinnerung an seine Krankheit verloren. Als man ihm erzählte, dass er gelähmt gewesen sei, hielt er dies für eine Fabel, die man erfunden habe, um mit ihm Scherz zu treiben. — Wir dachten zuerst an ein vorübergehendes Irresein, wie es sich nach einem so starken hysterischen Anfall wohl hätte einstellen können, aber die Zeit verfloss, und die Erinnerung kehrte nicht zurück. V. besann sich wohl darauf, dass er nach Saint-Urbain geschickt worden war, und wusste auch noch, dass ihn „neulich“ einer Schlange erschreckt hatte; von diesem Augenblicke an zeigte sein Gedächtnis jedoch eine Lücke; er hatte nicht einmal das Gefühl, dass eine gewisse Zeit dazwischen lag.

Wir glaubten nunmehr, er simuliere, was bei einem Hysterischen ebenfalls nicht hätte befremden können, und versuchten auf jede Weise, ihn mit sich selbst in Widerspruch zu bringen, doch gelang uns dies nicht ein einziges Mal. Wir brachten ihn z. B. ganz unvermutet in die Schneiderwerkstatt und vermieden es dabei sorgfältig, vor ihm her zu gehen, damit er sich seinen Weg selbst wählen sollte. Sein ganzes Benehmen zeigte aber deutlich, dass er nicht wusste, wohin er ging, und als er in der Werkstatt angelangt war, legte er dieselbe Unkenntnis der Oertlichkeit an den Tag, wie er denn auch behauptete, niemals vorher dort gewesen zu sein. Wir gaben ihm eine Nadel in die Hand und forderten ihn auf, zu nähen; aber auch hierbei stellte er sich so ungeschickt an, als ob er noch nie in seinem Leben einen Stich gethan hätte. Als wir ihm dann einige Kleidungsstücke zeigten, welche er während seiner Lahmheit zu nähen begonnen hatte, lachte er zunächst mit ungläubiger Miene, wagte aber schliesslich unseren Behauptungen nicht mehr zu widersprechen. Nachdem wir ihn so einen Monat lang auf die mannigfaltigste Weise geprüft hatten, konnten wir uns der Ueberzeugung nicht mehr verschliessen, dass er in der That alles vergessen hatte.“

Was diesen Fall besonders interessant macht, ist der Umstand, dass V. seit der hysterischen Erkrankung wieder ganz sein altes Wesen mit allen den vererbten Schwächen und Schlechtigkeiten angenommen hatte. Er war wieder zänkisch und unhöflich und zeigte dieselbe Unmässigkeit im Essen und Trinken wie vorher. Den Wein, welchen er in dem verflossenen Jahre so wenig geliebt hatte, dass er seine Ration gelegentlich verschenkte, stahl er jetzt nicht selten von den Plätzen anderer Patienten. Erinnerte man ihn an seine früheren Diebstähle mit der Ermahnung, derartige Uebertretungen künftig zu vermeiden, so entgegnete er frech: wenn er gestohlen habe, so habe er dafür in der Strafanstalt hinreichend gebüsst. Als man ihn dann im Garten beschäftigte, entwich er eines Tages, nachdem er einen Krankenwärter um sechzig Franken und einige Kleidungsstücke bestohlen hatte. Er verkaufte seinen Anzug, um sich dafür einen neuen anzuschaffen, und wurde drei Meilen von Bonneval gerade in dem Augenblicke ergriffen, als er sich auf dem Bahnhof ein Billet nach Paris kaufen wollte. Seine Festnahme erfolgte unter grossen Schwierigkeiten, denn er schlug um sich und biss die Wärter, welche man ihm nachgesandt hatte. Als man ihn dann in das Krankenhaus zurückgebracht hatte, geriet er in Wut, brüllte und wälzte sich auf der Erde umher, sodass man ihn schliesslich in eine Zelle sperren musste.

Man verwies ihn darauf aus der Anstalt, und nach zahlreichen Wechselfällen wurde er in Bicêtre interniert. Auch von dort entfernte er sich heimlich und trat in das Marineinfanterieregiment zu Rochefort. Ein neuer Diebstahl führte wieder zu seiner Verhaftung, und als er dann während der Gefangenschaft abermals einen sehr heftigen hysterisch-epileptischen Anfall gehabt hatte, wurde er der Pflege der beiden Aerzte Bourru und Burot übergeben. Diese unterwarfen ihn einer sehr sorgfältigen Behandlung und erzielten bei ihm durch Hervorrufung der sogenannten Transferterscheinungen [1]), und zwar im besonderen durch das Auflegen von weichem Eisen, Stahl und Magneteisen sowie durch die Anwendung von Elektrizität, sechs verschiedene Zustände, die sie in ihren „Variations de la personnalité" 1888 ausführlich beschrieben haben. Wir teilen im folgenden ihre Beobachtungen auszugsweise mit.

Erster Zustand. Rechtsseitige Lähmung und Empfindungslosigkeit. — Der gewöhnliche Zustand des Kranken.

„V. ist schwatzhaft und ungestüm; sein Gesichtsausdruck und seine Haltung sind frech und anmaassend. Er spricht grammatisch richtig, aber in derben und plumpen Ausdrücken; dabei duzt er jedermann und wirft mit unhöflichen Benennungen um sich. Er raucht von früh bis abends und belästigt jeden, den er sieht, mit der Bitte, ihm Tabak zu geben. Dabei zeigt er eine gewisse geistige Regsamkeit, interessiert sich für alle grossen und kleinen Tagesereignisse und spricht in religiösen und politischen Fragen die radikalsten Ansichten aus. Unfähig, sich irgendwie unterzuordnen, droht er, alle seine Vorgesetzten und überhaupt jeden, der irgend ein Zeichen der Achtung von ihm verlangt, umbringen zu wollen. Das Sprechen macht ihm Mühe, und wegen seiner mangelhaften Artikulation versteht man kaum mehr als die betonten Endsilben der Wörter. Er kann lesen, ist aber wegen seiner schlechten Aussprache nicht im stande vorzulesen. Das Schreiben wird ihm durch die Lähmung seiner rechten Hand unmöglich gemacht. Sein Gedächtnis bewahrt die geringsten Einzelheiten mit so grosser Treue, dass er z. B. ganze Zeitungsspalten wörtlich zu wiederholen vermag;

---

[1]) [Bekanntlich lassen sich gewisse Lähmungszustände durch das Auflegen von Metallstücken, Senfteigen u. dgl. von der einen Körperseite auf das entsprechende Gebiet der anderen Seite übertragen. Diese Uebertragung heisst „Transfert". — P.]

doch reicht seine Erinnerung zeitlich nicht weit zurück. Er besinnt sich auf die Vorgänge während seines gegenwärtigen Aufenthaltes in Rochefort und während der zweiten Hälfte seines Aufenthaltes in Bicêtre im Dienste des Herrn Voisin. Ferner ist ihm noch die Zeit im Gedächtnis geblieben, während welcher er in Bonneval im Garten gearbeitet hat. Zwischen Bonneval und Bicêtre aber liegt für ihn eine grosse Lücke, und ebenso hat er jegliche Erinnerung an seine Herkunft und Jugend, sowie an den Aufenthalt in Saint-Urbain verloren. Auch das Schneiderhandwerk, welches man ihn bei seiner Ankunft in Bonneval gelehrt hatte, ist ihm jetzt völlig fremd."

Zweiter Zustand. — Linksseitige Lähmung des Gesichtes und der Gliedmaassen mit einseitiger Empfindungslosigkeit. — (Herbeigeführt durch Anlegen eines Stahlstückes an den rechten Arm.)

„Beim Erwachen befindet V. sich, wie er glaubt, in dem Saale Cabanis Nr. 11 zu Bicêtre. Es ist der 2. Januar 1884, und sein Alter beträgt 21 Jahre. Gestern hat er noch Herrn Voisin gesehen. Sein Benehmen ist zurückhaltend, sein Gesichtsausdruck sanft, die Sprache grammatisch richtig und höflich. Er duzt niemanden mehr und nennt jeden von uns Monsieur. Ueber Politik und Religion schweigt er vollständig, da er, wie es scheint, der Ansicht ist, dass ein Mensch von seiner Bildung in diesen Fragen kein Urteil haben könne. Er ist ehrerbietig und fügsam. Das Sprechen fällt ihm leicht, und er artikuliert die Wörter mit grosser Deutlichkeit. Er liest vortrefflich und schreibt auch ziemlich gewandt. Seine Leidenschaft für den Tabak ist verschwunden, obwohl er noch immer raucht.

„Alles, was sich seit dem 2. Januar 1884 zugetragen hat, ist ihm völlig unbekannt. Er weiss nicht, wo er sich befindet, kennt keine der anwesenden Personen, behauptet, niemals nach Rochefort gekommen zu sein, und will auch zu keiner Zeit etwas von der Marineinfanterie oder von dem Kriege in Tongking gehört haben.

„Aus seiner früheren Vergangenheit ist ihm nur noch die eine Thatsache im Gedächtnis geblieben, dass er vor seiner Internierung eine Zeit lang in Sainte-Anne gewesen ist. Weiter zurück reicht seine Erinnerung nicht."

Dritter Zustand. — Lähmung des linken Armes und Beines mit allgemeiner halbseitiger Empfindungslosigkeit. — Hervorgerufen durch Auflegen eines Magneten auf den rechten Arm.

„Der Kranke erwacht seiner Idee nach in dem St. Georgsspittel zu Bourg im August 1882. Er ist 19 Jahre alt. Frankreich liegt im Kriege mit Tunis, der französische Präsident ist Grévy, der Papst Leo XIII. Charakter, Gemütszustand, Sprache und Gesichtsausdruck des Patienten sind ähnlich wie beim zweiten Zustande, auch seine Neigungen sind ungefähr dieselben. Seine Erinnerung ist auf eine weiter zurückliegende Periode beschränkt. Er kommt aus Chartres von seiner Mutter und hat den Auftrag gehabt, bei einem Weinbergsbesitzer in Mâcon als Winzer zu arbeiten. Wegen mehrfacher Erkrankungen ist er sodann im Hospital zu Mâcon verpflegt worden, und schliesslich hat man ihn ins Armenhaus zu Bourg gebracht, wo er sich augenblicklich noch befindet. Alles, was vor oder hinter dieser kurzen Spanne Zeit liegt, ist ihm vollkommen fremd."

Vierter Zustand. — Lähmung der unteren Körperhälfte. — Erzielt durch Auflegen des Magneten auf den Nacken.

„V. hat soeben mehrere Personen aus dem Hospital zu Bonneval gesehen. Er ist höflich und schüchtern, ja sogar traurig. Seine Artikulation ist deutlich, doch spricht er grammatisch unrichtig und drückt sich nach Kinderart meistens unpersönlich aus. Das Lesen und Schreiben hat er vergessen, nur noch die grossen Lettern vermag er zu buchstabieren. Sein Verstand ist sehr abgestumpft und sein Gedächtnis so verwirrt, dass er von den Vorgängen und Personen der damaligen Zeit nichts mehr weiss. Er kennt nur noch zwei Orte: Bonneval, wo er sich zu befinden glaubt, und Saint-Urbain, von wo er seiner Aussage nach kommt, nachdem er dort gelähmt gelegen hat. Sein ganzes früheres Leben von der Geburt bis zu dem Vorfall mit der Schlange, welcher seine Erkrankung herbeigeführt hat, ist ihm aus dem Gedächtnis verschwunden, und ebenso hat er auch alles, was auf seinen Ohnmachtsanfall folgte, vergessen; sogar die in Bonneval eingetretene plötzliche Veränderung seines Zustandes ist ihm nicht mehr erinnerlich. Den Ort, an dem er sich gegenwärtig befindet, erkennt er nicht wieder, und uns und andere Personen, mit denen er in Berührung kommt, behauptet er niemals gesehen zu haben. Er arbeitet für gewöhnlich in der Schneiderwerkstatt und näht mit berufsmässigem Geschick.“

Fünfter Zustand. — Weder Bewegungs- noch Empfindungslähmung. — Herbeigeführt durch statische Elektrizität oder durch Auflegen des Magneten auf den vorderen Teil des Kopfes.

„Er erwacht in Saint-Urbain im Jahre 1877, also im Alter von vierzehn Jahren. Als Präsidenten der Republik nennt er Mac-Mahon, als Papst Pius IX. Er ist blöde wie ein Kind, nicht nur im Gesichtsausdruck, sondern auch in Sprache und Haltung. Im Lesen ist er sehr gewandt und auch im Schreiben nicht ungeschickt. Er besinnt sich auf seine ganze Kindheit, auf die schlechte Behandlung, welche er in Luysant erfahren hat, u. s. w.

Ferner erinnert er sich noch, dass er verhaftet und zur Arbeit in einer Besserungsanstalt verurteilt worden ist. Er befindet sich seiner Idee nach augenblicklich in der von Herrn Pasquier geleiteten Arbeiterkolonie. Das Lesen lernt er bei Fräulein Breuille in Saint-Urbain. Man beschäftigt ihn bei der Bodenbearbeitung. Genau bei dem Vorfall mit der Schlange bricht seine Erinnerung ab, und jede Anspielung auf dieses Ereignis ruft einen heftigen hysterisch-epileptischen Anfall bei ihm hervor.“

Sechster Zustand. — Weder Bewegungs- noch

Empfindungslähmung. — Erzielt durch Anlegen von weichem Eisen auf den rechten Schenkel.

„V. erwacht am 6. März 1885; er ist 22 Jahre alt; die Ereignisse der betreffenden Periode und die damals regierenden Personen sind ihm bekannt; Victor Hugo, welchen er als grossen Dichter und als Mitglied des Senates kennt, befindet sich seiner Meinung nach noch unter den Lebenden [1]).

Die eben noch an ihm beobachtete kindische Blödigkeit ist völlig verschwunden, er erscheint als ein angenehmer junger Mann, der weder durch allzugrosse Schüchternheit noch durch anmaassendes Benehmen auffällt. Fragt man ihn nach seinem jetzigen Stande, so behauptet er, Marinesoldat zu sein. Seine Sprache ist grammatisch richtig, die Artikulation deutlich; er liest gut und schreibt mit leidlicher Gewandheit. Sein Gedächtnis umfasst die ganze Zeit seines Lebens mit Ausnahme der Lahmheitsperiode in Saint-Urbain und Bonneval. Da er diesen Zeitabschnitt vergessen hat, hat er auch das Nähen völlig verlernt und besinnt sich überhaupt nicht darauf, jemals Schneider gewesen zu sein.

„Wir haben somit sechs verschiedene Zustände des Bewusstseins vor uns, welche zusammengenommen das ganze Leben des Patienten umfassen.

„Sie sind alle durch rein physische Mittel erzielt worden, und zwar parallel mit den Veränderungen im Empfindungs- und Bewegungsvermögen, sodass der Experimentierende im stande ist, durch Einwirkung auf den körperlichen Zustand des Patienten willkürlich den einen oder den anderen vorher bekannten seelischen Zustand hervorzurufen. Der betreffende Zustand besitzt für die von ihm umfasste Periode eine gewisse Vollständigkeit, d. h. er hat ein bestimmt abgegrenztes Gedächtnis für Zeit, Oertlichkeit und Personen, sowie für erlernte automatisch gewordene Bewegungen, z. B. Schneidern oder Schreiben, und

---

1) [V. H. starb bekanntlich am 22. Mai 1885.]

ausserdem hat er seine eigentümlichen Gefühle, welche wiederum auf eine besondere Weise in Worten, Handbewegungen oder Mienen zum Ausdruck kommen. Die Harmonie ist in jedem einzelnen Falle eine vollständige.

„Es fehlte uns nun noch die Gegenprobe, d. h. es fragte sich, ob wir auch im stande sein würden, direkt auf den geistigen Zustand des Patienten einzuwirken und dabei eine parallellaufende Veränderung des körperlichen Zustandes nachzuweisen.

„Da es kein anderes Mittel zur Einwirkung auf den geistigen Zustand giebt als die hypnotische Suggestion, so griffen wir zu dieser. Wir hypnotisierten V. und sagten zu ihm: „V., du wirst in Bicêtre im Saale Cabanis erwachen.“ Die Suggestion hatte den gewünschten Erfolg. Beim Erwachen glaubte V. thatsächlich, es sei der 2. Januar 1884, und er befinde sich in dem genannten Saale. Verstand und Gemüt waren bei ihm genau in derselben Verfassung wie in dem oben beschriebenen zweiten Zustande. Gleichzeitig war sein Körper an der linken Seite gelähmt und empfindungslos. Auch die mit dem Dynamometer gemessene Kraft und die hysterogene Zone waren in derselben Weise übertragen wie damals.

„In einem anderen Falle versetzten wir V. in die Zeit zurück, während welcher er in Bonneval als Schneider gearbeitet hatte. Der durch die Suggestion herbeigeführte geistige Zustand war derselbe wie in dem oben geschilderten vierten Stadium. Auch die Lähmung, Steifheit und Empfindungslosigkeit der unteren Körperhälfte hatte sich wieder eingestellt.

„Der Experimentierende kann demnach“, sagen Bourru und Burot, „seinen Patienten

„1) durch Beeinflussung des körperlichen Zustandes durch physische Mittel in den entsprechenden geistigen Zustand versetzen, und

„2) kann er bei ihm durch Einwirkung auf den geistigen Zustand den entsprechenden körperlichen Zustand hervorrufen.“

Unsere bewusste Persönlichkeit — oder um es deutlicher auszudrücken, das Bewusstsein, welches jeder Mensch von seinem augenblicklichen Zustande hat, der wiederum mit früheren Zuständen zusammenhängt — kann immer nur ein sehr kleiner Teil unserer gesamten, latent in uns liegenden Persönlichkeit sein. Unter normalen Verhältnissen besteht zwischen der bewussten und der unbewussten Persönlichkeit eine hinreichend enge Verbindung. Wir sind für uns und andere eine lebende Geschichte ohne erwähnenswerte Lücken. Wenn aber in dem unbewussten (physiologischen) Substrat, aus dem alles hervortaucht, bedeutende Gruppen unthätig bleiben, so kann das Ich sich selbst nicht in der Form erscheinen, welche es nach seinen früheren Vorerlebnissen haben müsste. Zwischen dem krankhaften und dem normalen Zustande besteht demnach nur ein gradueller Unterschied. Das Bewusstsein zeigt uns unsere Persönlichkeit jeden Augenblick nur von einer einzigen Seite, während dieselbe verschiedene Seiten besitzt.

4.

Obschon wir mit dem Studium der Anomalieen des Ichbewusstseins noch nicht zu Ende sind, können wir doch schon jetzt aus dem bisher Besprochenen einige partielle und vorläufige Schlüsse ziehen, welche geeignet sind, das über unserem Gegenstande schwebende Dunkel ein wenig aufzuhellen. Wir werden uns dabei ganz auf diejenigen Fälle beschränken, in welchen das falsche Ichbewusstsein dadurch zu stande kommt, dass eine fixe Idee alle verwandten Vorstellungen an sich reisst und die übrigen vorhandenen Ideen, welche mit ihr in keinem Zusammenhang stehen, beiseite drängt oder geradezu vernichtet. Dies ist z. B. bei denjenigen Patienten der Fall, welche sich für den Papst, für den Kaiser oder für Gott halten und ihrer eingebildeten Person gemäss reden und handeln. Es bleiben uns zwar im nächsten Kapitel noch zahlreiche Fälle dieser Art zu besprechen übrig (z. B. die Suggestion einer bestimmten Persönlichkeit oder Handlung bei der Hypnose), doch gestatten schon die bisher angeführten Beobachtungen einige Schlussfolgerungen.

Auf den ersten Blick scheinen die in Rede stehenden Fälle sich ziemlich einfach zu erklären. Der eigentliche Ursprung der Wahnidee bleibt zwar in den meisten Fällen dunkel, da man gewöhnlich keinen Grund dafür angeben kann, warum sich gerade die eine und nicht irgend eine andere Vorstellung in dem Geiste des Patienten gebildet hat. Sobald die krankhafte Idee aber einmal entstanden ist, wächst sie heran und vervollständigt sich automatisch nach den einfachen Gesetzen der Assoziation. Es liegt deshalb nicht in unserer Absicht, diese Seite des Phänomens eingehender zu betrachten. Dagegen hoffen wir durch die beschriebenen pathologischen Fälle erklären zu können, wie es kommt, dass die nur auf innerem Selbststudium beruhende Psychologie bisher fast immer den Fehler begangen hat, an die Stelle des wirklichen Ichs ein viel einfacheres künstliches Ich treten zu lassen.

Will man, mit einer blossen Abstraktion nicht zufrieden, die wirkliche, konkrete Persönlichkeit erfassen, so darf man sich nicht mit geschlossenen Augen in das eigene Innere zurückziehen, um alles durch Selbstbeobachtung zu ergründen; es gilt die Augen offen zu haben und aufmerksam um sich zu schauen. Alle die Millionen Kinder, Arbeiter und Bauern, welche sich täglich auf den Strassen und Feldern tummeln, haben nie etwas von Fichte und Maine de Biran gehört, sie haben nie gelehrte Abhandlungen über das Ich und Nicht-Ich gelesen und niemals auch nur eine einzige Zeile Psychologie zu Gesichte bekommen, und doch besitzt jedes einzelne dieser Individuen eine bestimmte Persönlichkeit und bringt dieselbe instinktmässig beinahe jeden Augenblick zum Ausdruck. Seit der vergessenen Periode, während welcher das Ich sich in dem Drange der von allen Seiten einstürmenden Erlebnisse als eine zusammenhängende Vorstellungsgruppe entwickelt hat, existiert es in dieser Form ohne

Unterbrechung fort, obwohl es unausgesetzt Wandlungen erleidet. Es besteht zu einem grossen Teile aus den beinahe automatischen Zuständen und Handlungen, auf welchen bei jedem Individuum das körperliche Gemeingefühl und die gewöhnliche Lebensthätigkeit beruht; diese Zustände und Handlungen dienen allem Uebrigen als Grundlage, und jede noch so geringe oder vorübergehende Veränderung derselben wird sofort im Bewusstsein empfunden. Einen anderen wichtigen Teil des Ichs bilden die zu einem Ganzen verbundenen Empfindungen, Sinnesvorstellungen und Ideen, welche unsere gewöhnliche Lebenssphäre mit den daran geknüpften Erinnerungen repräsentieren. Alle diese verschiedenen Elemente bilden einen Komplex von organisierten, fest miteinander verwachsenen Zuständen, welche sich nach den Gesetzen der Assoziation gegenseitig hervorrufen. Wir konstatieren hier einfach die Thatsache, ohne nach den Gründen derselben zu fragen. Alles, was neu oder ungewohnt ist, jede Aenderung in dem Zustande des Körpers oder seiner Umgebung, wird sofort aufgenommen und instinktiv als ein bereits vorhandenes oder noch fremdes Element der Persönlichkeit eingeordnet. Dies geschieht jeden Augenblick, aber, wie gesagt, nicht vermöge eines klaren und deutlich ausgesprochenen Urteils, sondern mit Hülfe einer unbewussten Logik, welche viel tiefer in der Seele begründet liegt als das bewusste Denken. Sollen wir diese natürliche, vom Willen unabhängige, wahre Form der Persönlichkeit mit einem charakteristischen Ausdruck bezeichnen, so können wir sie eine Gewohnheit nennen, und in der That muss sie eine solche sein, falls unsere Theorie, welche in ihr nur den Ausdruck des Organismus sieht, dem wahren Sachverhalte entspricht. Wenn der Leser sich entschliessen kann, den rein introspektiven Standpunkt aufzugeben und objektiv zu verfahren, d. h. mit Hülfe der Thatsachen, welche er seinem eigenen Bewussstsein entnimmt, nun auch den Zustand derjenigen Individuen zu prüfen, welche niemals über ihre eigene Persönlichkeit nachgedacht haben (und zwar ist dies die bei weitem überwiegende Mehrheit des Menschengeschlechtes), so wird er sehen, dass unsere Theorie das Richtige trifft, und dass die wirkliche Persönlichkeit nicht im Denken, sondern im Handeln zum Ausdruck kommt.

Betrachten wir nunmehr die willkürlich und künstlich konstruierte Persönlichkeit. Wenn der Psychologe danach strebt, sich, wie er sagt, durch innere Beobachtung selbst zu erfassen, so versucht er etwas Unmögliches. Er kann entweder sein geistiges Auge nur auf die unmittelbare Gegenwart richten, oder er kann auch die Vergangenheit mit in seine Reflexionen einbeziehen und behaupten, dass er noch derselbe sei wie vor einem oder vor zehn Jahren. In dem ersten Falle erreicht er wenig oder garnichts, in dem zweiten gewinnt er nur einen gelehrten und umständlichen Ausdruck für eine Thatsache, welche jedem Bauern eben so gut bekannt ist wie ihm selbst. Es lassen sich mit Hülfe der inneren Beobachtung nur flüchtige Erscheinungen erfassen, während man durch dieselbe über das wahre Wesen des Ichs nicht die geringste Aufklärung erhält. Hume hat dies im ersten Bande seines Treatise on Human Nature mit treffenden Worten ausgesprochen, und wir wüssten nicht, dass man bisher auf seine Ausführungen eine befriedigende Entgegnung gefunden hätte. „Wenn ich“, sagt er, „in die tiefsten Tiefen dessen, was ich mein Ich nenne, hinabsteige, so stosse ich mich immer und immer wieder an irgend einer besonderen Wahrnehmung[1]) von Hitze oder Kälte, Licht oder Schatten, Liebe oder Hass, Lust oder Unlust. Ich kann mein Ich niemals ohne eine solche Wahrnehmung erfassen und kann nie etwas anderes beobachten als eben diese Wahrnehmung.... Glaubt jemand auf Grund ernstlicher und vorurteilsfreier Ueberlegung eine andere Vorstellung von seinem Ich haben zu können, so mag ich mit ihm nicht weiter streiten. Ich kann ihm nur das Eine zugestehen, dass er vielleicht nicht weniger recht

[1]) Hume's „Wahrnehmungen“ (perceptions) decken sich ungefähr mit unseren „Bewusstseinszuständen“

hat als ich, indem sein Wesen gerade in diesem einen Punkte von dem meinigen abweicht. Er ist in der That vielleicht im stande, ein einfaches und kontinuierliches Etwas wahrzunehmen, welches er sein Ich nennt; ich für mein Teil muss erklären, dass ich ein solches Prinzip in mir nicht besitze[1]." Man hat später darauf hingewiesen, dass wir uns vermöge der Empfindung der Anstrengung und des Widerstandes als Ursache fühlen. Es lässt sich dies durchaus nicht bestreiten, und fast alle philosophischen Richtungen geben zu, dass das Ich sich vermöge dieser Wahrnehmung von dem Nicht-Ich unterscheide. Nichtsdestoweniger aber bleibt das Gefühl der Anstrengung doch immer nur ein einfacher Bewusstseinszustand: es ist nichts anderes als die Empfindung der bei irgend einer Handlung aufgewendeten Muskelkraft.

Versucht man ein synthetisches Ganzes wie die Persönlichkeit auf analytischem Wege zu erforschen oder einen Komplex wie das Ich durch eine kaum einige Sekunden dauernde unmittelbare Anschauung des Bewusstseins zu erfassen, so stellt man sich eine Aufgabe, die an einem inneren Widerspruch leidet. Die Psychologen haben deshalb in der That auch gewöhnlich einen anderen Weg eingeschlagen. Sie haben die Bewusstseinszustände als etwas Nebensächliches und das dieselben verknüpfende Band als das Wesentliche betrachtet, und dieser geheimnisvolle Untergrund ist für sie unter dem Namen Einheit, Identität und Kontinuität zu dem eigentlichen Ich geworden. Und doch haben wir in diesem Ich eine blosse Abstraktion oder richtiger ausgedrückt nur ein leeres Schema zu erblicken. An die Stelle der wirklichen Persönlichkeit ist die Idee der Persönlichkeit getreten. Diese Idee der Persönlichkeit gleicht allen Allgemeinbegriffen, welche auf dieselbe Weise gebildet worden sind (z. B. den Begriffen Empfindungsvermögen, Willen u. s. w.); aber sie gleicht der wirklichen Persönlichkeit nicht

[1]) Part. IV, Sect. 6.

mehr als der Plan einer Stadt der Stadt selbst gleicht. Und in derselben Weise wie bei den oben beschriebenen Störungen des Ichbewusstseins, welche uns zu unseren letzten Betrachtungen geführt haben, an Stelle eines Vorstellungskomplexes eine einzige Vorstellung getreten ist, wodurch sich eine imaginäre und wenig umfassende Persönlichkeit gebildet hat, ist bei dem Psychologen das Schema der Persönlichkeit an die Stelle der konkreten Persönlichkeit getreten, und auf diesen beinahe inhaltslosen Rahmen beziehen sich alle seine Auseinandersetzungen, Induktionen, Deduktionen und Lehrsätze. Natürlich wollen wir diesen Vergleich nur mit den nötigen Aenderungen und mit vielen Einschränkungen, welche der Leser leicht selbst finden wird, gelten lassen. Wir könnten daran noch viele andere Bemerkungen anknüpfen, doch liegt es nicht in unserer Absicht, hier eine kritische Arbeit zu liefern.

Fassen wir noch einmal alles zusammen, so sehen wir, dass jeder, der über sein Ich nachdenkt, sich auf einen unnatürlichen Standpunkt stellt, welcher die Natur des Ichs verändert, indem er an die Stelle eines konkreten Dinges einen abstrakten Begriff setzt. Das wahre Ich ist dasjenige, welches fühlt, denkt und handelt, ohne sich selbst in seinem Bewusstsein abzuspiegeln. Es ist seinem Wesen und seiner Begriffsbestimmung nach ein Subjekt, und um ein Objekt zu werden, muss es sich eine Reduktion gefallen lassen, es muss sich an die geistige Optik anpassen, durch welche es verändert und verstümmelt wird.

Bis jetzt haben wir den Gegenstand nur von seiner negativen Seite betrachtet. Es fragt sich nun, zu welchen positiven Annahmen über das Wesen der Persönlichkeit wir durch die in Rede stehenden pathologischen Fälle geführt werden.

Von vornherein auszuschliessen ist die Annahme, dass das Ich eine übersinnliche Wesenheit sei, denn diese Annahme würde mit der Pathologie unvereinbar sein und überhaupt nichts erklären.

Ebensowenig fördert uns die zuerst von Hume ausgesprochene und seitdem häufig wiederholte Behauptung dass das Ich ein „Bündel von Wahrnehmungen“ oder Bewusstseinszuständen sei[1]). Wer dies annimmt, hält sich einfach an den blossen Schein, er verwechselt eine Summe von Anzeichen für eine Sache mit der Sache selbst, oder genauer gesagt eine Anzahl von Wirkungen mit ihrer Ursache. Ueberdies kann ja das Bewusstsein, wenn es, wie wir behaupten, nur eine die inneren Vorgänge anzeigende Begleiterscheinung ist, nicht ein das Wesen des Ichs selbst bildender Zustand sein.

Wir müssen deshalb etwas tiefer eindringen und bis auf jene sympathische Uebereinstimmung der Teile des Organismus zurückgehen, für welche das bewusste Ich nur der seelische Ausdruck ist. Ob wir damit eine festere Grundlage gewinnen als mit den beiden vorher erwähnten Hypothesen, werden unsere folgenden Ausführungen zu zeigen haben. Für die objektive und für die subjektive Betrachtung ist das charakteristische Kennzeichen der Persönlichkeit jene Kontinuität in der Zeit, jene Fortdauer, welche man Identität nennt. Man hat dem Körper eine solche Fortdauer abgesprochen und hat dafür Gründe geltend gemacht, welche zu bekannt sind, als dass wir sie hier anzuführen brauchten. Seltsamerweise aber hat man nicht gesehen, dass alle die Gründe, durch welche man das Vorhandensein eines übersinnlichen Prinzips zu beweisen sucht, auch für die Fortdauer des Organismus ins Feld geführt werden können, und dass man umgekehrt auch alle diejenigen Gründe, welche gegen die Fortdauer des Organismus geltend gemacht werden, als Beweise gegen ein solches übersinnliches Prinzip benutzen kann. Die Beobachtung, dass jeder noch so komplizierte höhere Organismus im Grunde eine Einheit ist, dürfte mindestens eben so alt sein wie die hippokratischen Schriften, und schon seit Bichat führt niemand mehr diese Einheit auf ein geheimnisvolles Lebensprinzip zurück. Gewisse Leute aber machen ein grosses Aufheben von dem wirbelnden Stoffwechsel, jener fortwährenden Erneuerung der Moleküle, auf welcher das Leben beruhen soll,

[1]) Treatise on Human Nature, Vol. I. P. IV, Chap. 6.

und fragen, wo unter diesen Umständen die Identität bleibe; und doch ist jeder Mensch von dieser Identität völlig überzeugt. Denn Identität ist durchaus noch nicht dasselbe wie Unbeweglichkeit. Wenn das Leben, wie einige Gelehrte annehmen, weniger auf der chemischen Substanz des Protoplasmas als auf den inneren Bewegungen der kleinsten Teile dieser Substanz beruht, so würde es als eine „Kombination von Bewegungen“ und als eine „Form der Bewegung“ zu definieren sein, und jene fortgesetzte Erneuerung der Moleküle würde sich tieferliegenden Bedingungen unterordnen. Schon hieraus wird jeder vorurteilsfreie Leser den Schluss ziehen, dass der Organismus thatsächlich seine Identität besitzt, und die einfachste und natürlichste Theorie ist doch wohl diejenige, welche in der bewussten Identität den innerlichen Ausdruck jener äusseren Identität des Organismus erblickt. „Wenn man mir“, sagt Maudsley, „die Behauptung entgegenhält, dass kein einziges Atom meines Körpers noch das sei, was es vor dreissig Jahren gewesen ist, dass sich infolgedessen auch die Form meines Körpers geändert habe, und dass es ungereimt sei, von einer Identität desselben zu sprechen, — und wenn man aus alledem den Schluss zieht, dass es unbedingt nötig sei, eine in dem Körper hausende immaterielle Wesenheit anzusetzen, welche inmitten der fortwährenden und zufälligen Strukturveränderungen die persönliche Identität aufrechterhalte, so antworte ich darauf folgendes: Erstlich sind diejenigen Personen, welche mich seit meiner Kindheit kennen und die nicht jene bewusste Gewissheit von meiner Identität haben, welche ich selbst besitze, nichtsdestoweniger von dieser meiner Identität ebenso fest überzeugt wie ich selbst, und sie würden es auch sein, wenn sie mich für den grössten Lügner der Welt hielten und nicht ein einziges Wort meines subjektiven Zeugnisses glaubten; ferner sind diese Personen in der gleichen Weise von der Identität ihrer Hunde und Pferde überzeugt, von denen doch ein subjektives Zeugnis überhaupt nicht zu erlangen ist; und endlich muss man, wenn ich in mir eine immaterielle Substanz besitzen soll, annehmen, dass dieselbe im Laufe der Zeit so viele Wandlungen durchgemacht hat, dass ich garnicht mehr sicher sein kann, ob noch ein einziges Teilchen von dem, was sie vor dreissig Jahren war, übrig geblieben ist. Ich vermag deshalb mit dem besten Willen nicht einzusehen, warum man durchaus eine solche allem Anschein nach ganz überflüssige Wesenheit annehmen will, und welchen Nutzen man sich von dieser Hypothese verspricht[1])."

Auf der physischen Grundlage, welche der Organismus gewährt, beruht nach unserer Theorie nun auch die sogenannte Einheit des Ichs, d. h. der zwischen den einzelnen Bewusstseinszuständen bestehende feste Zusammenhang. Die Einheit des Ichs ist die Einheit eines Komplexes, und nur infolge einer metaphysischen Illusion konnte man dem Ich die rein ideelle und willkürlich angenommene Einheit eines mathematischen Punktes zuschreiben. Es ist diese Einheit nicht das Werk einer imaginären einfachen Substanz, sondern sie besteht in einer Koordination der Nervenzentren, welche ihrerseits wieder Koordinationen der Körperverrichtungen repräsentieren. Allerdings bewegt sich unsere Erklärung ebenfalls noch auf dem Boden der Hypothese, doch hat sie wenigstens den Vorzug, dass sie keine unnatürlichen Bezeichnungen zu Hülfe nimmt.

Der menschliche Embryo durchlebt zuerst eine Periode, während welcher in ihm noch keine Regung des Seelenlebens erwacht ist, abgesehen von den ererbten Anlagen, welche seinem Organismus irgendwie eingeprägt sein müssen, um dann später zu Tage zu treten. Nach einiger Zeit — wann, lässt sich nicht mit Bestimmtheit angeben, mindestens aber in den letzten Wochen vor der Geburt — muss sich bei ihm eine Art körperlichen Bewusstseins eingestellt haben, welches in einem Gefühl des Wohlbefindens oder Missbehagens besteht. Dieses Gefühl mag zuerst noch sehr verworren sein, es bedingt aber in jedem

1) Maudsley, Body and Will, p. 77.

Falle gewisse Veränderungen in den Nervenzentren, soweit dieselben bei ihrem unentwickelten Zustande derartigen Einflüssen überhaupt schon zugänglich sind. Wenn dann später zu diesen einfachen Lebens- und Körpergefühlen noch objektive und nichtobjektive äussere Eindrücke kommen, so bewirken dieselben mit gleicher Notwendigkeit Veränderungen in den Nervenzentren. Sie werden aber nicht auf ein leeres Blatt geschrieben, denn das Grundgewebe des Seelenlebens ist bereits vorhanden: dasselbe wird gebildet durch das Gemeingefühl, welches bei aller Unbestimmtheit in dieser Periode des Lebens doch schliesslich fast das ganze Bewusstsein ausfüllt. Die Verbindung der einzelnen Geisteszustände untereinander gewährt uns also einen Einblick in die Entstehung des Bewusstseins. Die erste Empfindung (vorausgesetzt, dass eine solche isoliert überhaupt vorkommt) erscheint nicht unvermittelt wie ein Meteor in der Wüste; sie schliesst sich gleich bei ihrem ersten Auftreten an diejenigen Bewusstseinszustände an, welche das körperliche Gemeingefühl bilden und nur der seelische Ausdruck des Organismus sind. Für den Physiologen bedeutet dies, dass die Veränderungen des Nervensystems, welche materiell den Empfindungen und den daraus entstehenden Begehrungen (den ersten Elementen des Seelenlebens) entsprechen, einfach zu anderen schon früher eingetretenen Veränderungen hinzukommen, welche der materielle Ausdruck der Lebens- und Körpergefühle sind; dass sich gerade dadurch Verbindungen zwischen den so veränderten Nervenelementen bilden, und dass die komplexe Einheit des Ichs somit ihre bestimmten Daseinsbedingungen in dem Gemeingefühl hat, einem Gefühl, welches so oft vergessen wird und doch allem Uebrigen als Grundlage dient. In letzter Linie beruht demnach alles auf der Einheit des Organismus, und wenn das Seelenleben auch seinerseits die fötale Periode durchgemacht hat und sich frei zu entfalten beginnt, so kann man den Geist mit einem prächtigen Teppich vergleichen, bei welchem das Grundgewebe völlig verschwunden ist, an einzelnen Stellen nur durch eine feine Zeichnung verdeckt, an anderen durch eine dicke, erhabene Stickerei den Blicken entzogen. Der introspektive Psycholog sieht nur die Zeichnung und die Stickerei und verliert sich in haltlose Mutmaassungen über den Untergrund des Gewebes; wenn er sich dazu verstehen wollte, seinen Standpunkt zu verändern oder den Teppich umzukehren, so würde ihm dies viele überflüssige Schlussfolgerungen ersparen und ihn den Sachverhalt weit besser und richtiger kennen lehren.

Man könnte die obige Betrachtung auch in Form einer Kritik Hume's durchführen. Das Ich ist nicht, wie der schottische Philosoph meint, ein einfaches „Bündel von Wahrnehmungen“. Selbst wenn wir die physiologische Seite der Frage ganz ausser acht lassen und uns auf die rein psychologische Analyse beschränken, kann es uns nicht entgehen, dass Hume's Theorie den einen grossen Mangel hat, dass sie die zwischen den elementaren Geisteszuständen existierenden Beziehungen übersieht. Die Beziehung ist zwar ein sehr unsicheres und schwer definierbares Element, da sie nicht für sich allein bestehen kann; doch bildet sie in der Summe der in Frage kommenden Elemente einen neuen Addenden und ist etwas anderes als die beiden Bewusstseinszustände, zwischen welchen sie steht. Eine scharfsinnige, leider bisher zu wenig beachtete Untersuchung über die genannten Elemente des Seelenlebens nebst einigen Vermutungen über die materiellen Bedingungen derselben findet man in Herbert Spencer's „Prinzipien der Psychologie“ [1]. Ganz kürzlich hat sich auch W. James [2]) mit der Frage beschäftigt und ist dabei zu folgenden Ergebnissen gelangt: Er vergleicht den unregelmässigen Verlauf unseres Bewusstseins mit den Bewegungen eines Vogels, welcher bald fliegt, bald sich setzt. Auf den Ruhepunkten erfüllen den Geist verhältnismässig beständige Empfindungen und Vorstellungen, auf den im Fluge zurückgelegten Strecken Beziehungsgedanken, welche die Empfindungen

[1]) 1. Band § 65.

[2]) Principles of Psychology, 1. Bd., S. 237 ff. — Vgl. Huxley, Hume.

und Vorstellungen untereinander verknüpfen. Diese Uebergangselemente, die Beziehungsgedanken, werden fast immer ausser acht gelassen. — Unserer Ansicht nach ist diese Theorie nur eine andere Form des von uns verfochtenen Satzes von der Kontinuität der seelischen Erscheinungen, welche wir auf ein sehr tiefliegendes, unbekanntes, wahrscheinlich aber im Organismus zu suchendes Substrat zurückführen. In der That würde eine Persönlichkeit, welche keine andere Grundlage als das Bewusstsein hätte, von sehr unsicherem Bestande sein, und die Anhänger einer solchen Theorie befinden sich im Widerspruch mit den einfachsten Thatsachen. Wie wollen sie z. B. die Thatsache erklären, dass ich mich nach einem tiefen Schlafe von sechs oder acht Stunden sofort und ohne Besinnen wieder als den Menschen wiedererkenne, welcher ich vorher gewesen bin? Es ist eine sonderbare Lösung der Frage, wenn man das Wesen des Ichs in einer Daseinsform desselben, in dem Bewusstsein, sucht, zumal da das Bewusstsein mindestens während eines Dritteils unseres Lebens nicht vorhanden ist.

Wir behaupten demnach hier im Anschluss an das, was wir früher in unseren Maladies de la mémoire über das Gedächtnis gesagt haben, dass man sich hüten muss, die Individualität an sich, so wie sie thatsächlich nach der Natur der Dinge existiert, mit der nur für die eigene bewusste Betrachtung existierenden Individualität, der Persönlichkeit, zu verwechseln. Wie das physische Gedächtnis die Grundlage aller höheren und höchsten Formen des Gedächtnisses ist, welche nur weitere Entwicklungen desselben darstellen, so ist auch die physische Individualität die wesentliche Grundlage und Urform aller höheren und höchsten Formen der Persönlichkeit. Das Bewusstsein trägt dazu bei, Gedächtnis und Persönlichkeit zu vervollständigen und beide zu der höchsten Entwicklung zu bringen, das eigentliche Wesen derselben aber bildet es nicht.

Obschon wir uns, um diese schon an und für sich sehr umständlichen Betrachtungen nicht noch weiter auszudehnen, aufs strengste jeder Abschweifung, jeder Kritik der gegnerischen Ansichten und jedes Eingehens auf Einzelheiten enthalten haben, können wir uns hier doch nicht versagen, eine Frage zu berühren, welche sich an dieser Stelle jedem von selbst aufdrängen wird. Man hat viel darüber gestritten, ob das Bewusstsein unserer persönlichen Identität auf dem Gedächtnis, oder ob umgekehrt das Gedächtnis auf diesem Bewusstsein beruhe. „Offenbar“, sagt die eine Partei, „würden wir ohne das Gedächtnis nur eine sich unaufhörlich erneuernde Gegenwart sein, und dies würde jede Möglichkeit eines Identitätsbewusstseins von vornherein ausschliessen.“ Die andere Partei dagegen sagt: „Unsere Erinnerungen würden ohne das Identitätsgefühl, welches sie verknüpft und ihnen unser persönliches Gepräge aufdrückt, nicht mehr unsere Erinnerungen, sondern rein äusserliche Vorgänge sein, denen unser Ich völlig fremd gegenüberstünde. „Wir sind der Ansicht, dass weder das Identitätsgefühl dem Gedächtnis noch das Gedächtnis dem Identitätsgefühl zu Grunde liegt, dass vielmehr jedes derselben als die Wirkung einer im Organismus liegenden Ursache angesehen werden muss; denn einerseits kommt die objektive Identität des Körpers in jenem subjektiven Zustande zum Ausdruck, welchen wir das Gefühl der persönlichen Identität nennen; und andererseits sind in ihm die physiologischen Bedingungen unserer Erinnerungen registriert, sodass er die Grundlage unseres bewussten Gedächtnisses bildet. Das Gefühl der persönlichen Identität und das Gedächtnis im psychologischen Sinne sind demnach Wirkungen, welche zu einander in keinem ursächlichen Verhältnis stehen können. Ihre gemeinsame Ursache liegt in dem Organismus, in welchem Identität und physiologische Einregistrierung (d. h. Gedächtnis) ein und dasselbe sind. Wir haben es hier also nur mit einer jener zahlreichen schlecht gestellten Fragen zu thun, zu welchen die Annahme, dass das Bewusstsein eine Wesenheit sei, Veranlassung gegeben hat.

III. Kapitel.

Intellektuelle Störungen.

1.

Bei einigen Krankheiten werden die verschiedenen Sinne des Menschen, deren Zahl man gewöhnlich auf fünf ansetzt, von schweren Störungen betroffen, indem ihre Verrichtungen in Unordnung geraten oder geradezu ausarten. Es fragt sich nun, ob derartige Parästhesien und Dysästhesien auch bei den Veränderungen der Persönlichkeit eine Rolle spielen. Ehe wir aber diesen Punkt untersuchen können, müssen wir erst noch feststellen, was stattfindet, wenn die Thätigkeit eines oder mehrerer Sinne ganz aufhört, — ob die Persönlichkeit in einem solchen Falle abgeändert, verstümmelt oder gänzlich umgewandelt wird. Nach der gewöhnlichen Erfahrung scheint von alledem nichts einzutreten.

Der völlige Mangel eines Sinnes kann erworben oder angeboren sein. Fassen wir zunächst den ersten Fall ins Auge. Die beiden wenig entwickelten Sinne Geschmack und Geruch und ebenso das Gefühl in seinen verschiedenen Formen, welches der Gemeinempfindung noch sehr nahe steht, lassen wir dabei unberücksichtigt, um ausschliesslich das Gehör und den Geruchssinn zu betrachten. Erworbene Blindheit und Taubheit sind nichts Seltenes; sie führen ziemlich oft Aenderungen im Charakter herbei, haben aber auf die innerste Eigenart des Menschen keinen Einfluss, sodass das Individuum dabei im Grunde dasselbe bleibt, Durch angeborene Blindheit und Taubheit dagegen wird die Persönlichkeit in ganz anderer Weise beeinflusst. Taubstumme, welche nie gehört haben, verharren bekanntlich, so lange sie auf ihre eigenen Kräfte angewiesen sind und keine Kenntnis der künstlichen Sprache besitzen, in einem Zustande geistiger Unentwickeltheit, den man bisweilen übertrieben dargestellt hat [1]), der sich aber doch nicht ganz hinwegleugnen lässt, und über dessen Ursachen bereits soviel geschrieben worden ist, dass wir hier nichts weiter hinzuzufügen brauchen. Die bewusste Persönlichkeit dieser Unglücklichen sinkt unter das normale Mittelniveau hinab, es findet bei ihnen aber weniger eine wirkliche Veränderung als eine Entwicklungshemmung statt.

Unter den Blindgeborenen haben sich bekanntlich viele durch Geistesfähigkeiten ausgezeichnet, und nichts berechtigt uns zu der Annahme, dass das Ichbewusstsein bei derartigen Individuen irgendwelche Verminderung oder Abänderung erfahren habe. Mag uns auch ihre Auffassung der sichtbaren Welt, welche sie sich nur nach Erzählungen der Sehenden vorstellen können, höchst sonderbar erscheinen, so hat doch dieser Umstand keinen nennenswerten Einfluss auf die Natur ihrer Persönlichkeit und auf die Idee, welche sie von derselben haben.

Das berühmteste Beispiel für Armut an brauchbaren Sinneswerkzeugen ist die Amerikanerin Laura Bridgman, welche im Alter von zwei Jahren das Gesicht und das Gehör verlor und auch des Geruchs und des Geschmackssinnes fast völlig beraubt wurde, sodass sie fortan ausschliesslich auf das Gefühl angewiesen war. Ihre Entwicklung ist sorgfältig beobachtet und an vielen Orten beschrieben worden, am ausführlichsten von ihrer Lehrerin Mary Swift Lamson, welche die wichtigsten über sie vorhandenen Nachrichten gesammelt und in Buchform herausgegeben hat [2]). Ohne Zweifel erklären sich die mit Laura

[1]) Vgl. Kussmaul, Die Störungen der Sprache, Kap. VII, S. 16ff.

[2]) The life and education of Laura Dewey Bridgman, the deaf,

erzielten Erfolge zu einem grossen Teile durch die Geduld und Einsicht ihrer Erzieher, es bleibt aber auch zu erwägen, dass diese nur durch das Gefühl auf ihre Schülerin einzuwirken vermochten, da sie doch jedenfalls nicht im stande waren, sie mit neuen Sinnen zu begaben. Trotz dieser ungünstigen Verhältnisse tritt uns das merkwürdige Mädchen mit einer ganz bestimmten Individualität und einem deutlich ausgeprägten Charakter entgegen; es ist von guter Gemütsart, fast immer wohlgelaunt und beim Lernen ebenso eifrig wie geduldig; kurz, es erscheint uns als eine vollständige Person.

Die eben angeführten Thatsachen könnten uns noch zu zahlreichen Betrachtungen Anlass geben, doch versagen wir uns jedes weitere Eingehen auf Einzelheiten, um nur die sich aus dem Obigen ergebende Schlussfolgerung auszusprechen, dass der angeborene oder erworbene Mangel eines oder mehrerer Sinne keinerlei krankhaften Zustand des Ichbewusstseins herbeiführt, da selbst in den ungünstigsten Fällen nur eine verhältnismässige Entwicklungshemmung eintritt, welche durch den Einfluss der Erziehung wettgemacht werden kann.

Allerdings muss das Ich nach unserer Hypothese, welche darin eine äusserst komplizierte Zusammensetzung sieht, eigentlich durch jede Veränderung, Vermehrung oder Verminderung seiner wesentlichen Bestandteile mehr oder weniger modifiziert werden. Unsere Analyse will aber gerade unter diesen Bestandteilen das Wesentliche von dem Unwesentlichen scheiden, und die Beiträge der äusseren Sinne zu dem Ichbewusstsein sind jedenfalls keine wesentlichen Faktoren, — nur das Gefühl nimmt in dieser Hinsicht eine Sonderstellung ein. Die anderen vier Sinne bestimmen und begrenzen die Persönlichkeit, sie bilden aber nicht den eigentlichen Kern derselben. Wenn es bei Fragen, welche durch Beobachtung und Erfahrung zu lösen sind, nicht

dumb and blind girl. London. Trübner. 1878 und Boston. Houghton, Mifflin and Comp. 1881. — Vgl. auch zwei Aufsätze in der Revue philosophique I, 401 u. VII, 316.

unbesonnen wäre, sich auf rein logische Gedankenentwicklungen zu verlassen, so hätten wir diesen Schluss gleich von vornherein ziehen können. Gesicht und Gehör sind vorzugsweise objektive Sinne; sie machen uns mit der Aussenwelt, nicht aber mit unserem Inneren bekannt. Das Gefühl, welches sich in so verschiedenartiger Weise bethätigt, dass manche Physiologen sich veranlasst gesehen haben, es in drei oder vier verschiedene Sinne zu zerlegen, schliesst sich, soweit es uns die Eigenschaften der Aussendinge kennen lehrt und soweit es das Auge des Blinden bildet, dem Gehör und dem Gesichtssinn an; im übrigen ist es nur eine besondere Form des allgemeinen Gefühls, welches wir von unserem Körper haben.

Es kann demgegenüber befremdlich erscheinen, dass die von uns jetzt zu besprechenden Parästhesien und Dysästhesien, d. h. also einfache Störungen oder Veränderungen der Sinnesthätigkeiten, auf die Organisation des Ichs zerrüttend einwirken sollen. Und doch wird dies durch die Erfahrung bewiesen und durch logische Erwägungen verständlich gemacht. Die zerstörende Wirkung geht nicht von den betreffenden Zuständen allein aus, vielmehr sind dieselben nur äussere Nebenerscheinungen einer inneren viel tiefer liegenden Störung, welche das Gefühl betrifft, und man hat in ihnen deshalb weniger bewirkende als mitwirkende Ursachen zu sehen. Wir werden dies sogleich an thatsächlichen Fällen nachweisen.

Veränderungen der Persönlichkeit im Zusammenhang mit Störungen der Sinnesthätigkeiten, aber ohne bemerkenswerte Halluzinationen und ohne Verlust der Urteilskraft, begegnen uns bei einer gewissen Zahl von Krankheitsfällen. Als Musterbeispiel wählen wir die von Krishaber unter dem Namen „névropathie cérébro - cardiaque“ beschriebene Nervenkrankheit. Es kommt uns weniger darauf an, ob die betreffende Gruppe von Symptomen es verdient, als eine besondere pathologische Einheit angesehen zu werden oder nicht; diese Frage ist von rein medizinischer Bedeutung, während wir bei unserer Untersuchung ein ganz anderes Ziel im Auge haben [1]).

Wir wollen zuerst kurz die physiologischen Störungen betrachten, deren unmittelbare Wirkung eine Veränderung im Gemeingefühl ist. Diese Störungen betreffen in erster Linie den Blutumlauf und bestehen vornehmlich in einer aufs höchste gesteigerten Reizbarkeit des Gefässsystemes, die ihrerseits wahrscheinlich wieder in einer vermehrten Reizung des zentralen Nervensystemes begründet liegt. Eine Folge derselben sind Zusammenziehungen der kleinen Gefässe, Blutstockungen in gewissen Körpergegenden, und ungenügende Ernährung und Mattigkeit. Von anderen physiologischen Unregelmässigkeiten kommen besonders Störungen der Fortbewegungsfähigkeit in Frage, ferner Ohnmachtsanfälle, ein fortwährendes Gefühl von Schwindel und Trunkenheit mit schwankendem Gange, Schlaffheit der Glieder, zögernder Schritt oder unwillkürliche Antriebe zum Gehen, „als ob man durch eine Feder in Bewegung gesetzt würde“.

Gehen wir von innen nach aussen, so finden wir, dass auch der Gefühlssinn, welcher den Uebergang von dem Gemeingefühl zu den Einzelsinnen bildet, gelegentlich Störungen aufweist. Manche Patienten wähnen kein Gewicht mehr zu haben oder wenigstens sehr leicht zu sein. Andere haben das richtige Gefühl für den Widerstand verloren, sie sind nicht mehr fähig, die Form der Gegenstände durch den blossen Tastsinn zu erkennen, und glauben, ihr Körper sei von einem isolierenden Medium umgeben und dadurch von der Aussenwelt völlig abgeschnitten.

„Es bildete sich“, sagte einer von ihnen, „um mich herum eine Art dunkler Atmosphäre, und doch konnte ich sehr gut

---

[1]) De la névropathie cérébro-cardiaque, par le Dr. Krishaber. Paris. Masson. 1873. Gewöhnlich wird diese Krankheit nicht als eine besondere Art, sondern als ein einzelner Fall von Spinalirritation oder Nervenschwäche angesehen. Vgl. Axenfeld et Huchard: Traité des névroses. 1883. S. 277 u. 294.

sehen, dass es heller lichter Tag war. Das Wort ‚dunkel' bezeichnet mein Gefühl vielleicht noch nicht ganz richtig, ich hätte dafür lieber ‚dumpf' sagen sollen, da dieses Wort das Schwere, Dichte und Gedämpfte meiner Empfindung besser zum Ausdruck bringt. Das beschriebene seltsame Gefühl ging nicht allein von den Augen, sondern auch von der Haut aus. Die ‚dumpfe' Atmosphäre umhüllte mich, ich sah und fühlte sie, sie glich einer Schicht, einem schlecht leitenden Ueberzug, der mich von der Aussenwelt isolierte. Ich kann Ihnen nicht beschreiben, wie sehr diese Empfindung mein ganzes Wesen durchdrang; ich glaubte in eine unendliche Ferne entrückt zu sein und rief mechanisch mit lauter Stimme: „„Ich bin weit, weit hinweg"". Gleichwohl wusste ich sehr gut, dass ich nicht entfernt war, und besann mich mit grosser Deutlichkeit auf alles, was ich erlebt hatte; nur schien mir zwischen dem Augenblicke, welcher meinem Anfall vorausging, und demjenigen, welcher darauf folgte, ein unermesslicher Zeitraum zu liegen, eine Entfernung wie von der Erde zur Sonne."

Der Gesichtssinn wird bei Erkrankungen dieser Art regelmässig in Mitleidenschaft gezogen. Lassen wir leichtere Störungen, wie Lichtscheu und Blödsichtigkeit ausser acht, so finden wir, dass manche Patienten doppelt sehen, während anderen die Dinge der Aussenwelt flach erscheinen, sodass ihnen ein Mensch wie ein ausgeschnittenes Bild ohne Erhabenheiten vorkommt. Bei anderen wiederum finden wir, dass sie die Gegenstände viel zu klein und in unendlicher Ferne sehen.

Die Störungen des Gehörssinns sind von gleicher Art. Der Patient erkennt den Ton seiner Stimme nicht mehr, dieselbe scheint ihm aus weiter Ferne zu kommen, oder er glaubt, sie verliere sich im Raume, ohne das Ohr der von ihm angeredeten Person zu erreichen, deren Antworten er ebenfalls nur mit Mühe verstehen kann.

Stellen wir in Gedanken alle diese von körperlichen Schmerzen oder Störungen des Geschmacks und Geruches begleiteten Krankheitserscheinungen zusammen, so sehen wir plötzlich eine geschlossene Gruppe von inneren und äusseren Empfindungen vor uns, welche ein ganz neues Gepräge tragen und durch ihre Gleichzeitigkeit, noch mehr aber durch ihre gemeinsame Quelle, den krankhaften Zustand, miteinander verknüpft werden. Es sind damit alle Bestandteile für ein neues Ich gegeben, welches sich in der That bisweilen auch bildet. „Ich habe das Bewusstsein meines Wesens verloren; ich bin nicht mehr ich selbst“, so lautet in den meisten Fällen der Ausspruch der Patienten. Bei anderen Kranken geht die Illusion so weit, dass sie auf Augenblicke doppelt zu sein glauben. Ein Ingenieur z. B. sagte: „Die wunderbarste Vorstellung, welche sich mir gegen meinen Willen aufdrängt, ist der Wahn doppelt zu sein. Ich fühle in mir ein Ich, welches denkt, und ein anderes Ich, welches handelt.“

Hippolyte Taine hat diese Entstehung eines neuen Ichbewusstseins in so trefflicher Weise geschildert, dass wir es für das beste halten, seine Worte einfach anzuführen. „Man kann“, sagt er, „den Zustand eines solchen Patienten am passendsten mit dem einer Raupe vergleichen, welche sich plötzlich in einen Schmetterling verwandelt und mit den Sinnen eines Schmetterlinges zu fühlen beginnt, während sie gleichzeitig noch alle Vorstellungen und Erinnerungen des Raupenstadiums beibehält. Zwischen dem alten und dem neuen Zustande, zwischen dem Ich der Raupe und dem des Schmetterlinges liegt eine tiefe, unausfüllbare Kluft. Die neuen Eindrücke finden keine entsprechenden älteren Vorstellungsreihen vor, in welche sie sich einfügen könnten, der Kranke kann sie nicht mehr richtig deuten und für sich nutzbar machen; er erkennt sie nicht wieder, sie sind ihm völlig fremd. Daraus ergeben sich für ihn zwei seltsame Schlüsse: entweder sagt er: „„Ich bin nicht““, oder er geht einen Schritt weiter und sagt: „„Ich bin ein anderer““ [1]).

---

[1]) Revue philosophique, 1 Bd. S. 289, und l'Intelligence, 4. Aufl. 2. Bd. Anhang.

Es ist für einen gesunden und in richtigem Gleichgewichte befindlichen Geist sehr schwer, sich einen so aussergewöhnlichen Zustand vorzustellen. Nichtsdestoweniger sind die Schlüsse, welche dem skeptischen Aussenbeobachter sinnlos erscheinen, für den Kranken selbst, welcher alles von innen betrachtet, nach jeder Seite hin richtig und bindend. Schon jenes fortwährende Gefühl von Schwindel und Trunkenheit stellt einen chaotischen Zustand dar, welcher die Bildung oder wenigstens das dauernde Bestehen eines ruhigen Gleichgewichtes und einer normalen Koordination unmöglich macht.

Wenn wir nun diese auf Störungen der Sinnesthätigkeiten beruhende Veränderung der Persönlichkeit mit anderen mehr oder weniger schweren Krankheitsformen vergleichen, so finden wir, dass sich bei ihr nicht in allen Fällen ein neues Ichbewusstsein herausbildet. Und selbst da, wo ein zweites Ich entsteht, verschwindet dasselbe immer zugleich mit den Sinnesstörungen und ist niemals im stande, das normale Ich ganz zu verdrängen; die beiden Persönlichkeiten treten höchstens abwechselnd auf, und stets behält das alte Ich noch soviel inneren Zusammenhang, dass es von Zeit zu Zeit wieder erstarkt und die Oberhand gewinnt. Dieser Zustand erzeugt in dem Kranken die Illusion, dass er doppelt sei, eine Vorstellung, die für ihn strenggenommen gar keine Illusion ist.

Den psychologischen Mechanismus, auf welchem die Vorstellung von dem doppelten Dasein beruht, möchten wir durch das Gedächtnis erklären. Wir haben oben versucht nachzuweisen, dass die wirkliche Persönlichkeit mit ihrer unendlichen Zahl von bewussten und halbbewussten Zuständen in unserem Geiste in einen Grundbegriff oder eine Grundrichtung zusammengefasst wird, welchen wir die I d e e unserer Persönlichkeit nennen. Dieses unbestimmte Schema, welches die wirkliche Persönlichkeit ungefähr in derselben Weise ausdrückt, wie der allgemeine Begriff Mensch die einzelnen Menschen oder der Plan einer Stadt diese Stadt selbst repräsentiert, genügt für die gewöhnlichen

Bedürfnisse unseres geistigen Lebens. Bei jenen Kranken müssen nun zwei derartige Vorstellungsbilder oder Schemata vorhanden sein und abwechselnd in den Blickpunkt des Bewusstseins treten, je nachdem der physiologische Zustand das alte oder das neue Ich vorwiegen lässt. Mag man sich aber den Uebergang von der einen Persönlichkeit zu der anderen auch noch so plötzlich und unvermittelt vorstellen, eine gewisse Kontinuität muss zwischen den beiden Zuständen doch vorhanden sein. Weder der eine noch der andere hat einen absoluten Anfang oder ein absolutes Ende, und es kann zwischen ihnen keine gänzlich unausgefüllte Kluft geben. Wie alle anderen Bewusstseinszustände, haben beide eine gewisse Dauer, sie erstrecken sich über einen gewissen Zeitraum, und das Ende des einen berührt den Anfang des anderen, ja noch mehr, sie greifen ineinander über. Während der eine zu existieren beginnt, ist der andere noch nicht ganz verschwunden, es giebt eine Periode, in welcher sie gleichzeitig existieren und sich gegenseitig durchdringen. Während dieser Uebergangsperiode und jedesmal, wenn dieselbe sich wiederholt, hat nach unserer Ansicht der Kranke das Gefühl, doppelt zu sein.

Zum Schluss machen wir noch darauf aufmerksam, dass die Störungen der Sinnesthätigkeiten nur die Folge einer viel tiefer liegenden Erkrankung sind, welche in dem ganzen Organismus nachklingt, dass also auch hier wieder das Körpergefühl als der Hauptfaktor bei der Pathologie der Persönlichkeit erscheint.

Es wird uns nunmehr verständlich, warum der angeborene oder erworbene Mangel eines oder mehrerer Sinne die Person in ihrem Grundwesen unverändert lässt, während vorübergehende und anscheinend weniger ernstliche Störungen der Sinnesthätigkeiten dieselbe verändern und bis zu einem gewissen Grade umwandeln können.

Physiologisch betrachtet haben wir in dem ersten Falle eine Anzahl von Nervenelementen vor uns, welche am Anfang oder im Verlaufe des Lebens zu funktioneller Unthätigkeit verdammt worden sind; die Persönlichkeit gleicht unter diesen Umständen einem von vornherein schwach besetzten oder nachträglich durch das Ausscheiden von mehreren Mitgliedern gelichteten Orchester, das eben noch den dringendsten Anforderungen genügt. Im zweiten Falle dagegen haben alle diejenigen Nervenelemente, welche den beschädigten äusseren Sinnen, der Muskelsensibilität und den sonstigen Körpergefühlen dienen, eine aussergewöhnliche Veränderung erfahren; die Persönlichkeit gleicht nunmehr einem Orchester, dessen Instrumente zum grössten Teil plötzlich eine andere Klangfarbe angenommen haben.

2.

Einen natürlichen Uebergang von den Sinneseindrücken zu den Ideen bilden die Halluzinationen, deren Rolle bei den Anomalieen des Ichbewusstseins wir jetzt untersuchen wollen. Wir schicken zunächst einige allgemeine Bemerkungen über den halluzinatorischen Zustand voraus. Bekanntlich existieren vier Theorieen zur Erklärung desselben[1]):

1. Die peripherische oder sensorische Theorie, welche den Sitz der Halluzination in dem Sinnesorgane sucht.

2. Die psychische Theorie, welche die Halluzination in dem Zentralorgane der Ideenbildung entstehen lässt.

3. Die gemischte oder psychisch-sensorische Theorie, — und

4. endlich diejenige Theorie, welche die Halluzination in die für die Wahrnehmung der Sinneseindrücke bestimmten Zentren der Rindenschicht verlegt.

Wie uns die Erfahrung lehrt, affizieren die Halluzinationen bald einen bald mehrere Sinne, sie erstrecken sich meist auf beide Körperhälften, seltener nur auf die eine, und zwar unter-

[1]) Eine vollständige Darstellung der Frage findet man in den trefflichen Aufsätzen Binet's, welche in der Revue philosophique vom April und Mai 1884 erschienen sind.

schiedslos auf die rechte oder linke, in noch selteneren Fällen kommen sie auf beiden Seiten zugleich in verschiedener Weise zum Ausdruck: das eine Ohr hört dann z. B. unausgesetzt Drohungen, Beleidigungen oder böse Ratschläge, das andere vernimmt trostreiche Worte; oder das eine Auge sieht nur traurige und widerwärtige Dinge, während das andere wohlgefällig durch Blumengärten schweift. Die Halluzinationen der letzten Art, welche auf beiden Seiten zugleich auftreten, inhaltlich aber einen ausgesprochenen Gegensatz zeigen, sind für uns die interessantesten.

Glücklicherweise brauchen wir hier nur ein sehr kleines Eckchen dieses ungeheueren Gebietes zu durchforschen. Wir wollen uns deshalb bestreben, unseren Gegenstand von vornherein möglichst abzugrenzen. Im normalen Zustande ist das empfindende und denkende Individuum seiner Umgebung angepasst. Zwischen der Gruppe von Zuständen und inneren Beziehungen, aus welchen sich der Geist zusammensetzt, und der Gruppe von Zuständen und äusseren Beziehungen, welche die Aussenwelt bilden, besteht, wie Herbert Spencer im einzelnen nachgewiesen hat, ein Wechselverhältnis. Bei Menschen, welche an Halluzinationen leiden, ist dieses Wechselverhältnis aufgehoben. Daher ihre falschen Urteile und ihre sinnlosen, d. h. nicht angepassten Handlungen. Indessen bedeutet alles dies nur eine Krankheit der Urteilskraft, nicht aber eine Störung der Persönlichkeit. Das Ich erleidet allerdings eine gewisse Einbusse; solange aber der Konsensus, welcher es bildet, nicht verschwunden ist, solange derselbe sich nicht in zwei Teile gespalten oder einen seiner eigenen Bestandteile abgestossen hat, was, wie wir sehen werden, ebenfalls vorkommt, haben wir es noch nicht mit einer eigentlichen Erkrankung der Persönlichkeit zu thun: die Störungen sind oberflächlicher und sekundärer Art. Auf Grund dieser Erwägungen können wir die allergrösste Zahl der vorgekommenen und noch vorkommenden Halluzinationen ohne weiteres von unserer Betrachtung ausschliessen.

Ebensowenig haben wir uns mit der ziemlich grossen Menge derjenigen Patienten zu beschäftigen, welche anderen Individuen eine falsche Persönlichkeit andichten, indem sie z. B. die Aerzte und Krankenwärter, von denen sie gepflegt werden, für Verwandte halten oder in ihren Verwandten eingebildete, zu ihren Wahnideen in irgendwelcher Beziehung stehende Personen erblicken [1]).

Nachdem wir diese Ausscheidungen vorgenommen haben, sehen wir uns auf eine ziemlich kleine Anzahl von Fällen beschränkt, denn es kommen für uns nun lediglich diejenigen Halluzinationen in Betracht, welche eine wirkliche Veränderung der Persönlichkeit bewirken. Fast immer handelt es sich dabei um eine Ausschaltung oder „Entfremdung“ (aliénation) einzelner Bewusstseinszustände, welche das Ich nicht mehr als die seinigen anerkennt, und die es objektiviert und nach aussen hin verlegt, bis es ihnen schliesslich ein eigenes, von dem seinigen unabhängiges Sonderdasein zuschreibt.

Für Gehörshalluzinationen finden wir zahlreiche Beispiele in der Geschichte des religiösen Irrsinns. Wir wollen nur die einfachsten derselben anführen, nämlich diejenigen, bei welchen der halluzinatorische Zustand anfangs die alleinige Ursache der Geistesstörung ist. Eine Frau wurde, wie Griesinger erzählt, von einer inneren „Stimme“ verfolgt, „die sie aber nicht im Ohre hörte,“ und die sich gegen alles, was sie selbst wollte, auflehnte. Die Stimme wollte immer Böses, wenn die Kranke selbst Gutes wollte, und rief ihr auch einmal, aber nicht äusserlich, zu: „Nimm das Messer und erstich Dich!“ Bei einer anderen,

---

[1]) In den Augen mancher Patienten haben einzelne Individuen bald ihre wahre, bald eine eingebildete Persönlichkeit. So erkannte z. B. eine Frau ihren Mann zeitweilig sehr gut wieder, in gewissen Perioden ihrer Krankheit aber hielt sie ihn für einen fremden Eindringling, sie liess ihn polizeilich verhaften, und es machte ihm grosse Schwierigkeiten, seine Identität nachzuweisen. (Magnan, Clinique de Saint-Anne, 11. Februar 1877.)

hysterischen Patientin kamen einige Jahre nach dem ersten Beginn ihrer Krankheit allerlei Gedanken und Worte, von ihr selbst unbeabsichtigt, und bald mit einer anderen als ihrer gewöhnlichen Stimme zum Ausdruck. Anfangs machte diese Stimme nur ganz gleichgültige, zum Teil selbst sachgemässe Bemerkungen, nach und nach aber nahm sie einen negierenden Charakter an. „Gegenwärtig, nach 13 Jahren, verhält sie sich bald wie einfach konstatierend, gleichsam protokollierend, bald tadelnd und verhöhnend zu dem eben Gesagten. Der Ton der Stimme bei diesen Reden ‚des Geistes' ist immer ein etwas, zuweilen ein ganz anderer als die gewöhnliche Stimme der Kranken, und die Patientin selbst (eine Bäuerin) führt es als einen Hauptbeweis für die Realität des Geistes an, dass er ja eine andere Stimme habe; öfters beginnt ‚der Geist' mit einer tiefen Bassstimme, geht dann in eine höhere oder tiefere Stimmlage über, als die gewöhnliche der Kranken; hie und da erfolgt ein scharfer, gellender Schrei, dem ein kurzes höhnisches Gelächter folgt. — Ich habe dies oft selbst beobachtet [1])."

Halluzinationen des Gesichtssinns finden sich in dieser Art weniger häufig. Ein sehr intelligenter Mann, von dem Wigan in seinem weiter unten zu erwähnenden Buche (S. 126) erzählt, „besass die Fähigkeit, seinen Doppelgänger vor sich hin zu projizieren. Er lachte immer laut über die Vision, und der Doppelgänger antwortete mit dem gleichen Lachen. Lange Zeit hindurch belustigte ihn dies, schliesslich aber hatte die Sache eine beklagenswerten Ausgang. Er kam nach und nach zu der Ueberzeugung, dass er von sich selbst verfolgt werde (that he was haunted by himself), und da das andere Ich ihn unausgesetzt plagte, neckte und ärgerte, so beschloss er eines Tages, diesem traurigen Dasein ein Ende zu machen. Er ordnete seine Angelegenheiten und schoss sich, um nicht noch ein neues Jahr zu beginnen,

[1]) Griesinger, D. Path. u. Ther. d. psych. Krankh. 1871. S. 246f. — Einen ähnlichen Fall berichtet Baillarger in den Annales médico-psych. 1. Serie, 6. Band, S. 151.

am 31. Dezember 12 Uhr nachts eine Pistolenkugel in den Mund."

Schliesslich berichtet auch Ball in dem Encéphale (1882, II) von einem Amerikaner, der sich in seiner Einbildung infolge des gleichzeitigen Auftretens von Gesichts- und Gehörshalluzinationen eine mit allem Zubehör ausgeschmückte Person erschuf. „Ein Sonnenstich hatte ihn auf einen Monat besinnungslos gemacht. Kurze Zeit, nachdem er sein Bewusstsein wiedererlangt hatte, hörte er deutlich eine Männerstimme, welche sich nach seinem Befinden erkundigte. Er antwortete, und es entspann sich auf diese Weise eine kurze Unterhaltung. Am nächsten Morgen hörte er dieselben Worte wieder, er sah sich um, konnte aber niemanden erblicken. „Wer sind Sie?" fragte er. Die Stimme entgegnete: „„Ich bin Herr Gabbage."" Einige Tage darauf begann er den Eigentümer der Stimme auch nebelhaft zu sehen, und von dieser Zeit an erschien derselbe ihm stets mit den gleichen Zügen und in der nämlichen Tracht; er zeigte sich immer von vorn und nur bis zu den Hüften; sein Aussehen war das eines kräftigen, wohlgewachsenen Mannes von etwa 36 Jahren, mit starkem Barte, dunkelbrauner Hautfarbe, grossen schwarzen Augen und scharfgezeichneten Brauen; gekleidet war er in einen Jagdanzug. Der Kranke hätte gern etwas Näheres über den Beruf, die Lebensgewohnheiten und den Aufenthalt seines Besuchers erfahren, dieser aber nannte ihm stets nur seinen Namen und verweigerte jede weitere Auskunft." Mit der Zeit wurde Gabbage ein wahrer Tyrann: er befahl dem Patienten, sein Kassenbuch, seine Uhr und seine Kette ins Feuer zu werfen; ferner veranlasste er ihn, eine junge Frau und deren Kind zu pflegen, wobei das letztere durch Vergiftung umkam; schliesslich sprang der unglückliche Visionär auf Geheiss seines Phantoms aus einem drei Stock hoch gelegenen Fenster auf das Strassenpflaster hinab und zerschmetterte sich vollständig.

Wir bemerken in den zuletzt angeführten Fällen den Beginn einer Zersetzung der Persönlichkeit. An einer späteren Stelle werden wir Gelegenheit haben, einige andere Beobachtungen mitzuteilen, bei denen die Halluzination nicht den Ausgangspunkt der Zersetzung bildet, und durch welche wir über die obigen Fälle noch etwas mehr Klarheit erlangen werden. Die mehr oder weniger vollkommene Koordination, welche im normalen Zustande das Ich bildet, ist bei derartigen Erkrankungen teilweise gestört. Unter der Gruppe von Bewusstseinszuständen, welche das Individuum als die seinigen fühlt, befindet sich einer, der, obschon er seinen Ursprung in dem Organismus hat, nicht in den sympathischen Zusammenhang der Teile hineinpasst, weshalb er eine Sonderstellung einnimmt und von dem Patienten als etwas Aeusserliches, Fremdes angesehen wird. Auf dem Gebiet des Denkens sind diese Visionen dieselbe Erscheinung wie die unwiderstehlichen Antriebe auf dem Gebiete des Handelns; wir haben es in beiden Fällen mit einer partiellen Aufhebung der Koordination zu thun[1]).

Warum nun aber jene Stimmen und Visionen, welche in Wahrheit aus dem Inneren des Patienten selbst kommen, von ihm nicht als Ausflüsse seines eigenen Wesens empfunden werden, ist eine sehr dunkle Frage. Wahrscheinlich liegt der Grund in anatomischen und physiologischen Verhältnissen, welche bisher leider noch nicht aufgedeckt worden sind, und man darf wohl annehmen, dass die Erforschung dieser Beziehungen einst zu der gewünschten Lösung des Problems führen wird. Bis dahin müssen wir uns damit begnügen, die oberflächlichen Krankheitserscheinungen und die Bewusstseinszustände mit ihren äusseren Bethätigungen zu studieren. Wir denken uns also im Zusammenhang mit den erforderlichen physiologischen Bedingungen einen Bewusstseinszustand, welcher die Eigentümlichkeit hat, lokal zu sein, d. h. in der körperlichen und geistigen Organisation möglichst wenig Ausstrahlung zu besitzen, also das gerade Gegenteil einer plötzlichen und heftigen Gemütsbewegung,

[1]) Man vgl. unsere Maladies de la volonté [in der deutschen Uebersetzung S. 61 ff.].

die sich in dem Organismus nach allen Seiten hin ausbreitet und Leib und Seele in ihren innersten Tiefen aufwühlt. Der gedachte Bewusstseinszustand soll physisch und psychisch mit der übrigen Masse des Individuums nur durch spärliche und wenig haltbare Brücken verbunden sein, er soll wie ein fremder, in dem Organismus eingekapselter Körper ausserhalb der allgemeinen Lebensthätigkeit stehen und sich nicht in das grosse Gewebe des Gemeingefühls einfügen, welches dem gesamten Seelenleben als Einheit verleihender Untergrund dient. Eine solche beinahe isoliert dastehende Gehirnerscheinung würde sich in mancher Hinsicht mit den dem Geiste durch die hypnotische Suggestion aufgenötigten Ideen vergleichen lassen. Was für die Berechtigung eines solchen Erklärungsversuches spricht, ist die Thatsache, dass der krankhafte Zustand in Fällen, wo er nicht durch die natürlichen Verhältnisse oder durch das Eingreifen des Arztes zurückgehalten wird, das Streben zeigt, sich weiter zu entwickeln und auf Kosten der ursprünglichen Persönlichkeit an Grösse und Ausdehnung zuzunehmen, sodass diese schliesslich, wie von einem Schmarotzer verzehrt, in sich zusammenschrumpft. Immerhin behält er auch in diesem Falle seinen ursprünglichen Charakter bei, er entwickelt sich nicht zu einem wirklichen zweiten Ich, sondern erscheint dem Individuum unter allen Umständen als etwas Fremdes.

Wir möchten diesen Erklärungsversuch lediglich als eine Hypothese hinstellen, da wir uns wohl bewusst sind, dass die Unkenntnis der physiologischen Bedingungen uns die Anführung wirklich zwingender Gründe unmöglich macht. Ueberdies haben wir in mehreren Punkten schon einer späteren Auseinandersetzung über die Ideen vorgreifen müssen, welche uns vielleicht noch einige neue Beweisgründe für unsere Annahme liefern wird.

Wir kommen jetzt zu verschiedenen neueren Beobachtungen über die Halluzinationen, welche in Verbindung mit anderen Thatsachen einige Gelehrte veranlasst haben, für die Verdoppelung der Persönlichkeit eine höchst einfache, man möchte sagen mit Händen greifbare Erklärung zu geben. Man beweist zunächst die funktionelle Unabhängigkeit der einen Gehirnhalbkugel von der anderen und schliesst daraus, dass das Gleichgewicht des Geistes eine Folge des harmonischen Zusammenarbeitens der beiden Hälften sei, während umgekehrt die Aufhebung der Harmonie zu mannigfaltigen Störungen und schliesslich zu der Zweiteilung des seelischen Individuums führe. Es handelt sich hier um zwei ganz verschiedene Fragen, welche von mehreren der später anzuführenden Gelehrten klar erkannt, von anderen aber miteinander vermengt worden sind.

Ein als Psychologe bekannter Arzt, Sir Henry Holland, war der erste, welcher (1840) bei seinen Studien das Gehirn als ein Doppelorgan auffasste und die Vermutung aussprach, dass einige Irrsinnserscheinungen auf dem mangelhaften Zusammenwirken der beiden Hemisphären beruhen könnten, von denen die eine wahrscheinlich in gewissen Fällen die Wahrnehmungen und Gemütszustände der anderen korrigiere. Wigan, der im Jahre 1844 schrieb, ging noch weiter: er behauptete, dass der Mensch nicht ein Gehirn, sondern zwei individuelle Geisteszentren habe, und dass „der Balken, weit entfernt, die beiden Organe zu verbinden, dieselben vielmehr wie eine Mauer voneinander trenne". Wigan erklärte sich infolgedessen mit noch weit grösserer Entschiedenheit als sein Vorgänger für die Zweiteilung des Geistes [1]). Die Fortschritte der Gehirnanatomie führten dann zu immer bestimmteren Ergebnissen: es stellte sich heraus, dass die beiden Hirnlappen stets unsymmetrisch sind, und man konstatierte Gewichtsunterschiede zwischen denselben sowie Ungleichheiten in der Topographie der Hirnrinde. Ein

---

[1]) Wigan: The duality of mind proved by the structure, function and diseases of the Brains and by the phenomena of mental derangement and shewn to be essential to moral responsability. London 1844. Das Buch ist übrigens schlecht durchdacht und leistet inhaltlich nicht das, was der Titel verspricht.

neuer schwerwiegender Beweisgrund war Broca's Entdeckung, welche über den Sitz der Aphasie Licht verbreitete. Man sprach auch die Vermutung aus, dass die linke Hemisphäre der Hauptsitz des Verstandes und des Willens sei, während die rechte Halbkugel vornehmlich als Zentralorgan für die Ernährungsthätigkeit fungiere. (Brown-Séquard.) Wir wollen indessen diesen geschichtlichen Rückblick nicht weiter ausdehnen, sondern sogleich zu den Halluzinationen übergehen. Das Auftreten von gleichzeitigen Halluzinationen, die auf der einen Seite traurig, auf der anderen heiter, also direkt gegensätzlicher Art, in jedem Falle aber voneinander verschieden waren, musste natürlich die Aufmerksamkeit der Beobachter erregen. Die Hypnose bot nun auch die Mittel, die Ergebnisse der blossen Beobachtung durch Experimente zu vervollständigen. Bekanntlich giebt es drei Stadien des magnetischen Schlafes: das lethargische, welches sich durch die neuro-muskuläre Erregbarkeit auszeichnet[1]), das kataleptische, das durch Emporziehen der Augenlider hervorgerufen wird, und endlich das durch einen Druck auf den Scheitel herbeigeführte somnambulische Stadium. Zieht man während des kataleptischen Zustandes das rechte Augenlid nach unten, so beeinflusst man dadurch das linke Gehirn und bewirkt, dass nur die von diesem regierte rechte Seite des Körpers in das lethargische Stadium eintritt. Das Individuum ist auf diese Weise in zwei Hälften gespalten: rechts ist es lethargisch und links kataleptisch. Sehen wir nun, welche Experimente sich mit einem in diesem Zustande befindlichen Versuchsobjekte ausführen lassen.

„Ich stelle“, sagt Richer, „auf einen Tisch eine Kanne Wasser und ein Waschbecken und lege dazu ein Stück Seife. Sobald der Blick der Hypnotisierten auf diese Gegenstände fällt oder ihre Hand einen derselben berührt, giesst sie, scheinbar aus eigenem bewusstem Antriebe, Wasser in das Becken, nimmt

[1]) Vgl. Les Maladies de la volonté. [In der deutschen Ausgabe S. 116ff.]

das Stück Seife und wäscht sich mit der grössten Sorgfalt die Hände. Zieht man dann das Lid des einen Auges, z. B. das des rechten, nach unten, so wird die ganze rechte Körperseite lethargisch, und die rechte Hand hört sofort auf sich zu bewegen, die Linke dagegen lässt sich in ihrer Thätigkeit nicht im geringsten stören. Sobald man aber das Augenlid wieder empor zieht, bewegen sich beide Hände aufs neue in derselben Weise wie vorher. Mit der linken Seite lässt sich das nämliche Experiment anstellen. „Legt man in die Hände der Kranken das Kästchen, in welchem sich ihre Häkelarbeit befindet, so öffnet sie es, nimmt ihre Arbeit heraus und häkelt mit grossem Geschick; schliesst man dann eines ihrer Augen, so erlahmt die betreffende Hand, und der Arm sinkt schlaff herab: die andere Hand dagegen strengt sich vergeblich an, die nunmehr unmöglich gewordene Häkelarbeit allein fortzusetzen; das Räderwerk der Maschine läuft auf der einen Seite weiter, es ändert aber seine Bewegung ein wenig, damit dieselbe auch unter den neuen Verhältnissen dem alten Zwecke dienen kann."

Richer führt noch andere ähnliche Experimente an; wir wollen aber nur das letzte derselben mitteilen, weil dieses in interessanter Weise die Broca'sche Entdeckung betreffs der Aphasie bestätigt. Richer legte zwischen die Hände der Hypnotisierten ein offenes Buch und lenkte ihre Blicke auf eine der Zeilen. Als sie vorzulesen begonnen hatte, schloss er plötzlich ihr rechtes Auge (wodurch er wegen der Kreuzung der Sehnerven auf die linke Hirnseite einwirkte), „und sofort hörte sie mitten in einem Satze auf, ja sie vollendete nicht einmal das angefangene Wort. Sobald das rechte Auge wieder geöffnet wurde, sprach sie das Wort und den Satz zu Ende. Wurde dagegen ihr linkes Auge geschlossen, so brachte dies ihre Lektüre nicht zum Stillstand. Sie las dann nur etwas stockender, weil sie auf dem rechten Auge blödsichtig und farbenblind ist[1])."

---

[1]) P. Richer: Etudes cliniques sur l'hystéro-épilepsie. S. 391-393.

Diese Versuche lassen sich noch erweitern und ergänzen. Man kann z. B. den Gliedmaassen der beiden Körperhälften verschiedene Stellungen geben, sodass der Hypnotisierte auf der einen Seite etwa eine gebieterische Haltung annimmt, auf der anderen dagegen lächelnd Kusshände wirft. Auch ist es möglich, nur die eine Seite in den halluzinatorischen Zustand zu versetzen, und schliesslich können zwei Personen dem Hypnotisierten verschiedene Bemerkungen zuraunen. Wenn dann die eine am rechten Ohr von schönem Wetter spricht und die andere links über Regen klagt, erscheint auf der rechten Gesichtsseite ein Lächeln, während sich auf der linken zum Ausdruck des Missbehagens der Mundwinkel nach unten zieht. Beschreibt man am rechten Ohre ein Fest und ahmt man zugleich am linken das Bellen eines Hundes nach, so drückt das Antlitz rechts Vergnügen, links aber Unruhe aus[1]).

Diese Experimente, welche wir hier nur ganz kurz und auszugsweise mitteilen konnten, haben im Verein mit vielen anderen Thatsachen ganz folgerichtig zu dem Schlusse geführt, dass die beiden Gehirnhalbkugeln voneinander verhältnismässig unabhängig seien, und dass dieser Umstand in gewissen Krankheitsfällen zu einer vollständigen Zweiteilung der Gehirnthätigkeit führe, während unter normalen Verhältnissen eine Koordination der Hemisphären dadurch keineswegs ausgeschlossen werde.

Man ist auch noch weiter gegangen und hat behauptet, dass diese Zweiteilung des Gehirns an sich schon eine genügende Erklärung für jeden Zwiespalt des Geistes von dem einfachen Schwanken zwischen zwei Entschlüssen bis zu der vollständigen Verdoppelung der Persönlichkeit biete. „Wenn wir“, hat man gesagt, „zu gleicher Zeit das Gute und das Böse wollen, wenn wir verbrecherische Antriebe haben und dieselben auf Grund unseres Gewissens zurückweisen, wenn der im Gemüt

[1]) Magnan et Dumontpailler, Union médicale, 15. Mai 1883.

oder Verstande gestörte Irrsinnige in lichten Augenblicken seinen krankhaften Zustand einsieht, und wenn endlich manche Individuen sich für doppelt halten, so liegt der Grund einfach darin, dass die Zusammenordnung der beiden Hemisphären gestört ist; wahrscheinlich ist die eine gesund, die andere krank, und vermutlich hat von den beiden einander entgegengesetzten Zuständen der eine seinen Sitz links, der andere rechts." Es war eine Art psychologischen Manichäismus.

Schon Griesinger fand diese Theorie vor, obwohl sie zu seiner Zeit noch nicht so bestimmt ausgesprochen wurde. Er führt in seinem oben erwähnten Buche die Beobachtungen an, auf welche sie sich damals stützte, und teilt dazu noch einen Fall mit, in welchem ein Kranker fühlte, „dass er nur auf einer Seite des Kopfes, der rechten, verwirrt sei". Griesinger's eigenes Urteil in der Frage lautet aber folgendermaassen: „Was uns anlangt, so sind wir nicht geneigt, diesen Thatsachen eine grosse Bedeutung beizulegen [1])." Und auch heute noch erscheint uns die Berechtigung der oben angeführten Schlüsse im höchsten Grade zweifelhaft. Wären dieselben richtig, so dürfte es z. B., da die ganze Theorie auf der Zweizahl beruht, niemals vorkommen, dass ein Individuum sich für dreifach hält. Und doch ist uns wenigstens ein solcher Fall bekannt. „Ich habe", sagt Alphonse Esquiros, „in einem Irrenhause einen Priester gesehen, welcher sich zu eifrig mit dem Geheimnis der Dreieinigkeit beschäftigt hatte und infolgedessen schliesslich alle Gegenstände um sich herum verdreifacht erblickte. Er hielt sogar sich selbst für eine Dreizahl von Personen und verlangte deshalb bei Tische drei Plätze, drei Teller und drei Servietten [2])." Wir glauben, dass man bei einigem Nachforschen noch andere derartige Fälle finden würde; doch wollen wir auf die eben mitgeteilte Beobachtung kein allzugrosses Gewicht legen, da sich

[1]) S. 24 f. Man vgl. auch die negativen Schlussfolgerungen Charlton Bastian's, 2. Bd. 24. Kap.

[2]) Revue des Deux Mondes, 15. Okt. 1845, S. 307.

für dieselbe nach unserer Ansicht verschiedene Erklärungen geben lassen. Wir sind aber in der Lage, gegen die in Rede stehende Theorie weit bessere durch ganz bekannte Thatsachen gestützte Gründe ins Feld zu führen. In letzter Linie beruht die Hypothese, welche jede geistige Disharmonie aus einer Disharmonie der Gehirnhalbkugeln ableitet, auf der ganz willkürlichen Annahme, dass es sich jedesmal um einen Kampf zwischen zwei Geisteszuständen handle. Dass dies aber durchaus nicht der Fall ist, lehrt die Erfahrung. Denn sicherlich hat jeder Mensch schon Augenblicke gehabt, in denen er sich fragte, ob er auf diese oder auf jene Weise handeln oder garnichts unternehmen solle, ob es das Geratenste für ihn sei, nach Norden oder nach Süden zu reisen oder zu Hause zu bleiben. Es kommt im Leben sogar sehr häufig vor, dass man sich in dieser Weise vor drei Möglichkeiten der Entscheidung gestellt sieht, von denen jede die beiden anderen mit Notwendigkeit ausschliesst. Wo wollen nun die Anhänger der Hemisphärentheorie der dritten Möglichkeit ihre Stelle anweisen? Denn hierauf läuft es bei ihrer seltsamen Annahme doch schliesslich hinaus.

In einigen Fällen angeborener Gehirnatrophie, welche uns von anscheinend zuverlässigen Beobachtern berichtet werden, hat es Individuen gegeben, welche seit ihrer Kindheit ganz auf eine einzige Gehirnhälfte beschränkt waren und sich dabei geistig doch ganz normal entwickelten, sodass sie allen übrigen Menschen glichen [1]). Bei diesen hätte nach der von uns bekämpften Theorie niemals irgend ein innerer Kampf stattfinden können. Wir brauchen deshalb unsere Kritik wohl nicht weiter durchzuführen und wollen nur noch an das Wort Griesinger's erinnern, dass nicht nur, wie Faust sagt, zwei, sondern mehrere Seelen in unserer Brust wohnen.

---

[1]) Cotard: Etude sur l'atrophie cérébrale. Paris. 1868; Dict. encycl. des sciences médicales, Artikel Cerveau, S. 298 u. S. 453.

Schliesslich wäre diese ganze Erörterung überhaupt müssig, wenn sie uns nicht unseren Gegenstand noch einmal von einer anderen Seite zeigte. Die Gegensätze in der Person, die partielle Spaltung des Ichs, wie man sie z. B. in den lichten Augenblicken der Gemütskrankheiten und des intellektuellen Irreseins[1]) sowie in der Selbstmissbilligung des Säufers beim Trinken findet, sind nicht räumliche Gegensätze zwischen zwei Hemisphären, sondern Gegensätze in der Zeit. Es sind, wie Lewes sich gern ausdrückt, aufeinanderfolgende „Stellungen" oder „Haltungen" (attitudes) des Ichs. Eine solche Hypothese erklärt das, was die andere Annahme zu erklären scheint, ebenso gut und hat ausserdem den Vorzug, dass sie gewisse dunkle Punkte, welchen die andere Theorie ratlos gegenübersteht, mit aufhellt.

Wenn man genügend von der Idee durchdrungen ist, dass die Persönlichkeit als ein Konsensus angesehen werden muss, so wird man kein Bedenken tragen zuzugeben, dass die Masse von bewussten, halbbewussten und unbewussten Zuständen, aus welchen dieselbe sich zusammensetzt, sich in einem gegebenen Augenblicke in eine einzige Strebung oder einen einzigen vorherrschenden Bewusstseinszustand zuspitzen kann, welcher für die Person selbst und auch für ihre Umgebung der vorübergehende Ausdruck ihres Ichs wird. In den Fällen nun, um die es sich hier handelt, spitzt sich dieselbe Masse von wesentlichen Elementen unmittelbar darauf in einen dem vorhergehenden entgegengesetzten Geisteszustand zu, der nun seinerseits in den Vordergrund des Bewusstseins tritt. So ist es z. B. bei dem Säufer, welcher sich beim Trinken Vorwürfe macht. Der jeden Augenblick vorherrschende Bewusstseinszustand gilt für ihn und für andere als seine Persönlichkeit. Es ist dies eine auf einem partiellen Bewusstsein beruhende natürliche Illusion, von welcher

[1]) Ein eigentümliches Beispiel dafür teilt Jessen in seinem „Versuch einer wissenschaftlichen Begründung der Psychologie", S. 189 mit.

man sich schwer befreien kann. In Wirklichkeit handelt es sich in diesen Fällen nur um zwei aufeinanderfolgende „Stellungen“, d. h. um eine wechselnde Gruppierung der nämlichen Elemente, wobei bald die einen bald die anderen in den Vordergrund treten. Kann doch auch unser Körper unmittelbar nacheinander zwei ganz verschiedene Stellungen einnehmen, ohne darum ein anderer zu werden.

Man wird ohne weiteres einsehen, dass in derselben Weise auch drei oder mehr Zustände aufeinander folgen können, die dann ebenfalls scheinbar nebeneinander existieren. Wir sind jetzt nicht mehr an die Zweizahl gebunden. Dennoch lässt sich nicht leugnen, dass das Ich sich am häufigsten in zwei widerstreitende Bewusstseinszustände spaltet. Der Grund dafür liegt in gewissen Bedingungen des Bewusstseins, welche wir kurz auseinandersetzen wollen.

Die Frage, ob zwei verschiedene Bewusstseinszustände wirklich nebeneinander existieren können, oder ob der Eindruck der Gleichzeitigkeit nur durch die Schnelligkeit der Aufeinanderfolge hervorgebracht wird, ist ein sehr schwieriges Problem, dessen Lösung vielleicht einmal den Psychophysikern gelingen wird. Hamilton und andere haben behauptet, dass wir eventuell sechs Eindrücke zugleich in uns aufzunehmen imstande seien, doch beruht diese Ansicht nur auf sehr oberflächlichen Abschätzungen. Einen grossen Fortschritt bedeutete die Erfindung der physikalischen Methoden, vermöge deren man die Dauer der Bewusstseinszustände mit grosser Genauigkeit feststellen konnte. Wundt ist noch weiter gegangen: er hat versucht, auf experimentellem Wege zu ermitteln, welchen Umfang das Bewusstsein hat, d. h. wie viele Zustände es im günstigsten Falle auf einmal zu umspannen vermag. Er hat seine Experimente nur mit den allereinfachsten Eindrücken angestellt, nämlich mit Pendelschlägen, welche regelmässig durch die Schläge einer Glocke unterbrochen wurden; deshalb lassen sich seine Ergebnisse nicht ohne weiteres für die vielfach zusammengesetzten Bewusstseinszustände nutzbar machen, mit denen wir uns hier beschäftigen. Er hat gefunden, „dass zwölf einfache Vorstellungen den Maximalumfang des Bewusstseins für relativ einfache und aufeinanderfolgende Vorstellungen bilden“ [1]). Die experimentelle Erfahrung scheint demnach für eine sehr rasche, beinahe einer Koexistenz gleichwertige Aufeinanderfolge zu sprechen, d. h. also dafür, dass die zwei, drei oder vier widerstreitenden Bewusstseinszustände im Grunde nicht gleichzeitig, sondern nacheinander auftreten.

Ausserdem wissen wir, dass das Bewusstsein wie die Netzhaut des Auges, mit welcher man es gern vergleicht, seinen „gelben Fleck“ hat. Wie das deutliche Sehen nur einen kleinen Teil des gesamten Sehens bildet, so ist auch das klare Bewusstsein nur ein kleiner Teil des Gesamtbewusstseins. Hierin liegt die natürliche und unvermeidliche Ursache der Illusion, infolge deren das Individuum sich mit seinem jeweiligen Bewusstseinszustande, besonders wenn derselbe sehr lebhaft ist, identifiziert; leider beherrscht diese Illusion weit mehr den einzelnen Menschen selbst als seine Umgebung, da diese ihn doch immer mit etwas unbefangeneren Augen betrachtet. — Die Lehre von den Grenzen des Bewusstseins macht es uns auch erklärlich, warum man viel leichter zwei entgegengesetzte Geisteszustände als drei oder eine noch grössere Anzahl für gleichzeitig halten kann. Es handelt sich, wie gesagt, nicht um einen räumlichen, sondern um einen zeitlichen Gegensatz.

Fassen wir noch einmal alles zusammen, so sehen wir, dass über die verhältnismässige Abhängigkeit der beiden Gehirnhalbkugeln voneinander kein Zweifel herrschen kann, und dass man ebensowenig den störenden Einfluss einer Disharmonie der beiden Hälften auf die Einheit der Persönlichkeit in Abrede stellen darf. Andererseits aber sehen wir auch, dass für diejenige Hypothese, welche j e d e Störung der geistigen Einheit

---

[1]) Grundzüge der physiol. Psychologie. 2. Aufl. 2. Bd. S. 215.

auf eine Zerreissung des Zusammenhanges zwischen der rechten und der linken Seite zurückführen will, noch kein einziger zwingender Grund beigebracht worden ist.

3.

Wir müssen nun noch einige Bemerkungen über das Gedächtnis hinzufügen, doch sollen dieselben nicht den Charakter einer Sonderuntersuchung tragen. Denn da die Persönlichkeit nicht eine einzelne Erscheinung oder ein vorübergehendes Ereignis, sondern eine Entwicklung und eine Geschichte, nicht eine Gegenwart oder eine Vergangenheit, sondern beides ist, so behandeln wir das Gedächtnis ja ohnehin bei unserem Gegenstande überall stillschweigend mit. Wir sehen hier ganz von demjenigen Gedächtnis ab, welches die in uns aufgespeicherten Empfindungen, Sinnesvorstellungen, Erfahrungen und Kenntnisse umfasst, und welches wir das objektive oder intellektuelle Gedächtnis nennen wollen. Dieses kann, wie wir in unseren Maladies de la mémoire gezeigt haben, teilweise oder gänzlich verschwinden. Wir betrachten ausschliesslich das subjektive Gedächtnis, d. h. die Erinnerung an uns selbst, an unser physiologisches Leben und an die dasselbe begleitenden Empfindungen oder Gefühle. Diese Unterscheidung ist eine rein willkürliche und künstliche, sie wird aber unsere Betrachtung wesentlich vereinfachen.

Es fragt sich zunächst, ob ein solches Gedächtnis überhaupt existiert. Man könnte einwenden, dass ein vollkommen gesunder Mensch einen so gleichmässigen Lebenstonus habe, dass seine körperliche Selbstempfindung nur eine sich unausgesetzt wiederholende Gegenwart darstelle. Doch würde eine solche Eintönigkeit, wenn sie thatsächlich vorhanden wäre, allmählich das Bewusstsein ausschliessen und gerade dadurch die Bildung eines organischen Gedächtnisses begünstigen. In Wirklichkeit aber ist der Lebenstonus immer einigen wenn auch noch so geringen Aenderungen unterworfen, und da uns nur die Unterschiede zum

Bewusstsein kommen, werden diese Aenderungen von uns empfunden. Solange sie schwach und partiell sind, dauert der Eindruck der Gleichförmigkeit fort, weil die unaufhörlich wiederkehrenden Vorgänge in dem Nervensystem viel dauerhaftere Spuren hinterlassen als vorübergehende Aenderungen. Die Erinnerung an die ersteren ist infolgedessen organisiert und unter das Niveau des Bewusstseins herabgesunken, wodurch sie nur desto fester wird. Auf diesem Untergrunde ruht das Gefühl unserer Identität. Aber auch die kleinen Aenderungen üben ihre Wirkung aus und führen mit der Zeit die sogenannte unmerkliche Wandlung herbei. Nach zehnjähriger Abwesenheit betrachten wir einen Gegenstand, der sich vielleicht garnicht verändert hat, z. B. ein Gebäude, mit ganz anderen Augen; das Bild, welches wir wahrnehmen, ist zwar noch dasselbe, und auch unser Wahrnehmungsvermögen hat sich nicht verändert, dagegen sind die begleitenden Gefühle nach der langen Zwischenzeit andere geworden. Alle diese Vorgänge sind durchaus normal; wir bemerken darin nur einen besonderen Fall der allgemeinen Umwandlung, welcher alles, was lebt und sich entwickelt, unterworfen ist.

Die Lebensgewohnheit eines Individuums wird somit durch diese andere Gewohnheit, das organische Gedächtnis, repräsentiert.

In gewissen Fällen kommen zu den beschriebenen normalen Veränderungen noch andere Ursachen, die wir kaum anders als aus ihren subjektiven und objektiven Wirkungen erkennen, hinzu und führen plötzlich oder wenigstens mit grosser Schnelligkeit zu einer tiefgehenden und dauernden Umwandlung des Gemeingefühls. Wie diese Umwandlung sich äussert, wissen wir nur durch die Erfahrung, da die Unkenntnis der Ursachen uns in die Grenzen des blossen Empirismus verweist. In den extremsten Fällen, welche wir hier allein berücksichtigen wollen, bewirkt die Veränderung des Gemeingefühls zugleich eine Wandlung der Individualität. Mit Bezug auf das Gedächtnis haben wir dabei drei Hauptformen der Metamorphose zu unterscheiden:

1. Zunächst kommt es vor, dass die neue Persönlichkeit nach einer mehr oder weniger langen Uebergangsperiode die alte völlig in Vergessenheit bringt und allein übrig bleibt. (So bei der Patientin Leuret's.) Dieser Fall ist selten. Er setzt voraus, dass das alte Gemeingefühl vollständig vernichtet oder wenigstens so weit lahmgelegt wird, dass es niemals wieder aufleben kann. Wenn man bedenkt, dass die radikale Umwandlung des Ichbewusstseins, d. h. die vollständige, vorbehaltslose und jedes Band mit der Vergangenheit zerreissende Ersetzung der ursprünglichen Persönlichkeit durch eine andere, eine ebenso radikale Umwandlung des ganzen Organismus voraussetzt, so wird man es nicht erstaunlich finden, dass dieselbe so selten anzutreffen ist. Es giebt übrigens unseres Wissens keinen einzigen Fall, in welchem die zweite Persönlichkeit nicht wenigstens einige Ueberbleibsel der ersten mit herübergenommen hätte, und wären es auch nur gewisse automatisierte Erwerbungen, wie Gang, Sprache u. dgl.

2. Gewöhnlich erhält sich unter dem neuen Körpergefühl, welches sich organisiert hat und zur Grundlage des gegenwärtigen Bewusstseins geworden ist, das alte organische Gedächtnis. Von Zeit zu Zeit, wahrscheinlich dann, wenn ein beiden Zuständen gemeinsamer Hintergrund berührt wird, taucht es schwach und verblichen wie eine niemals aufgefrischte Kindheitserinnerung wieder zum Bewusstsein empor. In derartigen Augenblicken erscheint das Individuum sich als ein anderes. Der gegenwärtige Bewusstseinszustand ruft bei ihm einen ähnlichen Zustand hervor, der aber von anderen Vorstellungen und Gefühlen begleitet ist, und beide Zustände erscheinen ihm trotz ihres gegensätzlichen Charakters als die seinigen. In dieser Lage befinden sich diejenigen Kranken, welche das Gefühl haben, es sei alles um sie her beim alten geblieben und doch auch wieder völlig verändert.

3. Endlich giebt es Fälle, in denen die verschiedenen Persönlichkeiten miteinander abwechseln. Bei diesen lässt es sich kaum bezweifeln, dass die beiden subjektiven Gedächtnisse,

welche der organisierte Ausdruck des zwiefachen Gemeingefühls sind, erhalten bleiben und nacheinander in den Vordergrund treten. Jedes derselben gehört zu einem deutlich abgegrenzten Komplex und bringt ein bestimmtes Gefolge von Gefühlen mit sich, welche das andere nicht besitzt. Als ein ausgezeichnetes Beispiel für einen solchen Wechsel der beiden Gedächtnisse haben wir in unseren Maladies de la mémoire[1]) den von Dr. Azam beschriebenen Fall angeführt.

Hier müssen wir, wenn wir uns nicht wiederholen oder in endlose Hypothesen verlieren wollen, abbrechen, da die Unkenntnis der Ursachen jede weitere Untersuchung unmöglich macht. Arzt und Psychologe stehen hier vor einer Krankheit, die sich nur in ihren Symptomen studieren lässt. Welche physiologischen Einflüsse in der beschriebenen Weise den allgemeinen Tonus des Organismus und infolgedessen auch die Gemeinempfindung und das Gedächtnis verändern, ist eine bisher noch ungelöste Frage. Vielleicht handelt es sich dabei um einen Zustand des Gefässsystemes, etwa um einen Hemmungsvorgang bezw. einen Funktionsstillstand. Doch vermag noch niemand hierauf eine bestimmte Antwort zu geben, und solange diese Frage nicht entschieden ist, wird man sich vergeblich bemühen, tiefer in das Geheimnis einzudringen. Unsere Auseinandersetzung hatte nur den einen Zweck, zu zeigen, dass das Gedächtnis, obwohl es in gewisser Hinsicht mit dem Ichbewusstsein zusammenfällt, doch nicht die letzte Grundlage desselben bildet. Die Persönlichkeit beruht vielmehr auf dem bewussten oder unbewussten Zustande des Körpers und hängt von diesem ab. Wirkt doch schon im normalen Zustande jede sich wiederholende Situation des Körpers darauf hin, dieselbe geistige Situation herbeizuführen. Wir haben z. B. häufig beobachtet, dass uns ein Traum, welchen wir den Tag über völlig vergessen hatten, abends im Augenblick des Einschlafens wieder

[1]) In der deutschen Ausgabe S. 62 f.

ganz deutlich und bestimmt vor die Seele trat. Wenn wir auf Reisen täglich den Ort wechselten, stellte sich diese Erscheinung wohl auch gelegentlich ein; die Rückerinnerung war aber dann gewöhnlich so lückenhaft und zusammenhangslos, dass wir ziemliche Mühe hatten, sie wieder zusammenzustellen. Sollte dies nicht darauf zurückzuführen sein, dass die physischen Voraussetzungen in dem einen Falle ungefähr dieselben geblieben waren, während sie in dem anderen durch die Ortsveränderung eine leichte Modifikation erfahren hatten? Wir haben diese eigentümliche Thatsache bisher noch nirgends erwähnt gefunden, doch halten wir es für unwahrscheinlich, dass nicht auch andere Personen an sich dieselbe Beobachtung machen könnten[1]).

Es lassen sich übrigens auch noch einige allgemein bekannte und dabei beweiskräftigere Thatsachen anführen. Bei dem natürlichen oder künstlich herbeigeführten Somnambulismus z. B. kehrt im hypnotischen Stadium die Erinnerung an alles, was während der früheren hypnotischen Zustände vorgefallen ist, getreulich zurück, während dieselbe im wachen Zustande gänzlich fehlt. Man wird sich auch jenes Gepäckträgers erinnern, welcher ein in der Betrunkenheit verlegtes Packet erst dann wiederfand, als er sich in einen neuen Rausch versetzt hatte. Offenbar zeigen uns auch diese Fälle einen Ansatz zu der Bildung zweier verschiedener Gedächtnisse. Das eine ist das normale, das andere ein abnormes, und jedes derselben bringt einen besonderen Zustand des Organismus zum Ausdruck. Wir haben es demnach hier mit unentwickelten Anfangsformen der oben beschriebenen extremen Fälle zu thun.

4.

Welche Rolle die Ideen bei den Veränderungen der Persönlichkeit spielen, ist von uns schon oben beiläufig angedeutet

---

[1]) [In der That kann der Uebersetzer Ribot's Bemerkung aus eigener Erfahrung bestätigen. — P.]

worden. Wir müssen nunmehr diesen neuen Faktor auch bei seinem Wirken beobachten und festzustellen suchen, welchen Einfluss derselbe ausübt, wenn er für sich allein in Thätigkeit tritt. Unter allen den zahlreichen Elementen, durch deren sympathische Uebereinstimmung das Ich gebildet wird, lässt sich vielleicht keines leichter künstlich isolieren als gerade dieses. Doch muss man sich dabei vor einem Missverständnis hüten. Für das bewusste Individuum kann die Idee seiner Persönlichkeit eine Wirkung oder eine Ursache, ein Schlussergebnis oder ein Anfangsfaktor, ein Endpunkt oder ein Ausgangspunkt sein. Im gesunden Zustande ist sie immer eine Wirkung, ein Schlussergebnis oder ein Endpunkt. Bei kranken Personen erscheint sie als das eine oder das andere. Haben wir doch schon in vielen der oben angeführten Fälle gesehen, dass Störungen im Körpergefühl, im Gemütsleben oder in den Sinnesthätigkeiten eine derartige Steigerung oder Herabstimmung des Lebensgefühls herbeiführen können, dass das Individuum entweder behauptet, Gott, ein König, ein Riese oder ein grosser Mann zu sein, oder dass es sich als einen Automaten, ein Phantom oder als einen Toten bezeichnet. Offenbar sind diese irrigen Ideen die mehr oder weniger logische Folgerung aus der tiefgreifenden Umwandlung des Individuums, sie sind die Endformel, welche diese Umwandlung zusammenfasst und zum Abschluss bringt. Es giebt aber auch Fälle, in denen ganz im Gegensatz hierzu die Umgestaltung der Persönlichkeit nicht von oben, sondern von unten ausgeht, Fälle, in denen das Gehirn nicht den Endschauplatz, sondern die Anfangsstelle derselben bildet, sodass die Idee sich dabei nicht als Schlusssatz, sondern als Prämisse darstellt. Allerdings würde es sehr voreilig sein, zu behaupten, dass in vielen Fällen, wo eine irrige Idee als Ausgangspunkt einer Aenderung des Ichbewusstseins erscheint, dieser Idee nicht eine Störung im Körpergefühl oder im Gemütsleben zu Grunde liege oder vorausgehe. Man kann sogar behaupten, dass dies immer der Fall ist, sogar bei dem Hypnotisierten, dessen Persönlichkeit auf suggestivem Wege verändert wird. Es lässt sich thatsächlich zwischen den beiden oben angeführten Arten der Umwandlung keine bestimmte Grenze ziehen, und der Ausdruck „ideelle Metamorphose der Persönlichkeit“ ist eine Benennung a potiori. Nachdem wir diese Einschränkung gemacht haben, wollen wir die Rolle der Ideen bei den Veränderungen der Persönlichkeit etwas näher betrachten, indem wir dabei wie gewöhnlich von dem normalen Zustande ausgehen.

Bekanntlich kommt es überaus häufig vor, dass das Ich auf Augenblicke ganz von einer einzigen unverdrängbaren Idee in Anspruch genommen wird. Solange diese Idee das Bewusstsein erfüllt, kann man ohne Uebertreibung sagen, dass sie das ganze Individuum repräsentiere. Das hartnäckige Suchen nach der Lösung eines Problemes, das Erfinden und das Schaffen in allen seinen Formen sind Zustände des Geistes, bei denen alle seelische Kraft in den Dienst einer einzigen Idee tritt, sodass die gesamte übrige Persönlichkeit gleichsam trockengelegt wird. Die Sprache des gewöhnlichen Lebens bezeichnet diesen abnormen Zustand als Zerstreutheit, man könnte dafür auch Automatismus sagen. Dass es sich dabei um eine Störung des seelischen Gleichgewichts handelt, wird durch die zahllosen mehr oder weniger glaubhaften Anekdoten bewiesen, welche über die Erfinder im Umlauf sind. — Beiläufig wollen wir noch bemerken, dass jede fixe Idee im Grunde auf einem „fixen“ Gefühl oder einer fest eingewurzelten Leidenschaft beruht. Was die Idee trägt und ihr gleichmässige Stärke und Zähigkeit verleiht, ist immer eine Begierde, ein Gefühl der Liebe oder des Hasses, oder irgend ein Interesse. Denn die Ideen werden, soviel man auch dagegen streiten mag, immer von den Leidenschaften regiert, nur gleichen sie solchen Herren, die fortwährend gehorchen, dabei aber stets zu gebieten wähnen.

Jedenfalls haben wir in dem beschriebenen Zustande eine geistige Hypertrophie zu sehen, und das Publikum ist im Recht, wenn es den Erfinder mit seiner Erfindung identifiziert und unterschiedslos das Werk nach dem Meister und den Meister nach dem Werke benennt; denn die geleistete Arbeit ist der Persönlichkeit dessen, der sie geleistet hat, gleichwertig.

Bis jetzt haben wir es noch nicht mit einer eigentlichen Umwandlung der Persönlichkeit zu thun gehabt, es handelte sich im Gegenteil lediglich um eine Abweichung von dem normalen oder vielmehr willkürlich angesetzten Typus, bei welchem zwischen den einzelnen körperlichen, gemütlichen und intellektuellen Elementen eine vollkommene sympathische Uebereinstimmung angenommen wird. Wir beobachteten dabei eine Hypertrophie auf einzelnen Punkten, welche auf einigen anderen Punkten nach dem für die Verteilung der Kraft im Organismus geltenden Ausgleichungsgesetze einen Zustand der Atrophie herbeiführte. Nunmehr kommen wir zu den wirklichen Krankheitserscheinungen. Sehen wir von den durch die hypnotische Suggestion künstlich herbeigeführten Zuständen ab, so wird es uns nicht leicht sein, Fälle, in denen zweifellos eine Idee den Ausgangspunkt der Veränderung bildet, in grösserer Anzahl nachzuweisen. Unserem Dafürhalten nach gehören zwar in diese Kategorie alle die verschiedenen früher so häufig und jetzt so selten vorkommenden Irrsinnszustände, welche man als Wolfssucht oder Zoanthropie bezeichnet. Doch ist in den Fällen, über welche wir glaubhafte Nachrichten besitzen[1]), die geistige Schwäche der Patienten so gross und so sehr dem Stumpfsinn verwandt, dass man eher versucht sein könnte, in dem Zustande derselben eine Art rückschrittlicher Entwicklung, etwa eine Rückkehr zu der tierischen Form der Individualität, zu erblicken. Ausserdem werden die betreffenden Fälle noch durch gleichzeitige Störungen der inneren Organe und durch Halluzinationen des Hautgefühls und des Gesichtssinnes so sehr kompliziert, dass man kaum festzustellen vermag, ob die Wahnvorstellung dabei als Ursache oder als

---

[1]) Vgl. Calmeil: De la folie considérée sous le point de vue pathologique, philosophique, historique et judiciaire, 1. Bd., 3. Buch, Kap. 2, § 9. 16. 17; 4. Buch, Kap. 2, § 1.

Wirkung auftritt. Immerhin bleibt zu beachten, dass die Wolfssucht mitunter epidemisch gewesen ist, dass sie also wenigstens bei den Angesteckten durch eine fixe Idee hervorgerufen worden sein muss, und ebenso darf man nicht übersehen, dass diese Krankheit verschwunden ist, seitdem man aufgehört hat an sie zu glauben, d. h. seitdem es nicht mehr vorkommen kann, dass der Gedanke, ein Wolf zu sein, in dem Gehirn eines Menschen Wurzel fasst und denselben in seinem Denken und Thun beherrscht. Die einzigen wirklich zweifellosen Beispiele für eine ideelle Umwandlung der Persönlichkeit sind die schon oben angeführten Patienten, welche ihr wahres Geschlecht verkennen, ohne dass irgend eine sexuelle Anomalie diesen Irrtum erklärlich macht. Auch bei denjenigen Kranken, welche sich von bösen Geistern besessen glauben, scheint der Einfluss einer Idee die erste oder wenigstens die wirksamste Ursache des Leidens zu bilden. Werden doch oft sogar die Geisterbeschwörer mit von dem Irrsinn angesteckt. Der Pater Surin z. B., welcher so lange in dem berühmten Ursulinerinnenprozess von Loudun eine Rolle gespielt hat, fühlte in sich eine Zeit lang zwei, bisweilen sogar, wie es scheint, drei verschiedene Seelen[1]).

---

[1]) Er hat uns in seiner „Histoire des diables de Loudun“ eine eingehende Beschreibung seines Geisteszustandes hinterlassen. Auf Seite 217 ff. heisst es dort: „Ich kann Ihnen nicht beschreiben, was in mir dann, (wenn der böse Geist aus dem Leibe der Besessenen in den meinigen fährt) vor sich geht, und wie dieser Geist sich mit meiner Seele vereinigt. Ich behalte zwar mein Bewusstsein und die volle Freiheit meiner Seele, und doch bildet der fremde Geist in mir eine Art zweiten Ichs, sodass ich zwei Seelen zu haben glaube, von denen die eine ihre Herrschaft über den Körper und seine Teile eingebüsst hat und sich nun abseits hält, um die andere, von aussen eingedrungene Seele zu beobachten. Die beiden Geister bekämpfen sich auf demselben Boden, dem Körper, und die Seele ist gleichsam in zwei Teile geteilt: die eine Hälfte des Ichs ist den teuflischen Eindrücken unterworfen, die andere hat noch ihre eigenen, von Gott eingegebenen Regungen. Wenn ich auf den Antrieb der einen Seele hin über einem Munde das Zeichen des Kreuzes machen will, reisst

Im ganzen genommen sind die Veränderungen der Persönlichkeit durch eine Idee nicht sehr häufig, und dies beweist wiederum die Richtigkeit des von uns schon so oft ausgesprochenen Satzes, dass die Persönlichkeit von unten stammt. In den höchsten Nervenzentren erhebt dieselbe sich zu innerer Einheit und klarem Selbstbewusstsein und erreicht damit den Höhepunkt ihrer Ausbildung. Sinkt sie infolge einer rückschrittlichen Entwicklung wieder auf ein tieferes Niveau herab, so ist das, was von ihr übrig bleibt, oberflächlich, unsicher und flüchtig.

Einen schlagenden Beweis dafür liefern die hypnotischen Experimente, bei denen man den Versuchsobjekten willkürlich die eine oder die andere Persönlichkeit suggeriert. Ch. Richet hat zahlreiche Versuche dieser Art angestellt, und die sorgfältig beobachteten Ergebnisse derselben in der Revue philosophique vom März 1883 mitgeteilt[1]). Hier wird es genügen, das Wesentlichste aus seinen Berichten wiederzugeben. Man verwandelt das Versuchsobjekt, gewöhnlich eine Frau, durch die Suggestion nacheinander in eine Bäuerin, eine Schauspielerin, einen General, einen Erzbischof, eine Nonne, einen Matrosen oder ein kleines Mädchen, und jedesmal spielt die Hypnotisierte ihre Rolle mit täuschender Treue. Der psychologische Thatbestand ist in diesem Falle sehr klar und einfach. In dem künstlich hervorgerufenen somnambulischen Zustande bleibt die wirkliche Persönlichkeit

---

mir die andere mit grosser Schnelligkeit den Finger hinweg und packt ihn mit den Zähnen, um ihn wüthend zu zerbeissen. — Will ich sprechen, so wird mir das Wort entzogen, sodass ich z. B. beim Messelesen oft plötzlich abbrechen muss; bei Tische kann ich den Bissen nicht zum Munde führen, und bei der Beichte begegnet es mir mitunter, dass ich plötzlich alle meine Sünden vergessen habe und deutlich fühle, wie der Teufel bei mir aus und ein geht, als sei mein Körper sein eigenes Haus."

[1]) Weiteres Material enthält sein Buch L'homme et l'intelligence auf S. 539 u. S. 541. Vgl. auch Carpenter: Mental Physiology, S. 562 ff.

des Objektes völlig unberührt: die körperlichen, gemütlichen und intellektuellen Elemente haben keine nennenswerte Veränderung erlitten und behalten sämtlich die Fähigkeit, wieder in Thätigkeit zu treten. Sie werden daran nur durch einen wenig bekannten Zustand der Nervenzentren, jedenfalls eine Funktionshemmung, gehindert. Wird nun auf suggestivem Wege in dem Individuum eine Vorstellung angeregt, so ruft diese sofort nach den Gesetzen der Assoziation eine Anzahl verwandter Zustände hervor, übt aber auf die übrigen damit nicht zusammenhängenden Gebiete des Geistes keinerlei Wirkung aus. Im Gefolge der erweckten Bewusstseinszustände stellen sich dann, ebenfalls nach den Gesetzen der Assoziation, die mit denselben verknüpften Geberden, Handlungen, Worte und Gefühle ein. So bildet sich ausserhalb der wirklichen Persönlichkeit ein anderes, rein automatisches Ichbewusstsein, welches ganz aus Entlehnungen besteht. Dieses Experiment zeigt deutlich, wieviel eine Idee vermag, welche keinerlei Hindernisse findet, die zugleich aber auch, weil sie nicht von der Gesamtheit des Individuums getragen und gefördert wird, ganz auf ihre eigene Kraft angewiesen ist.

Bei unvollständiger Hypnotisierung entsteht zuweilen ein Doppelbewusstsein. So erzählt der Physiologe Prof. North vom Westminster Hospital in London folgendes: „Während der Magnetiseur mich mit seinem Blicke fixierte, behielt ich zwar mein volles Bewusstsein, es schien mir aber, als hätte ich ein doppeltes Dasein. In meinem Innern fühlte ich ein Ich, welches alle Vorgänge der Aussenwelt mit lebhafter Teilnahme verfolgte, es dabei aber gänzlich vermied, die Handlungen des äusseren Ichs irgendwie zu beeinflussen. Diese Unlust oder Unfähigkeit des inneren Ichs zu einem thatkräftigen Einwirken auf die äussere Persönlichkeit schien immer stärker zu werden, je länger die Situation dauerte[1].“

[1]) Hack Tuke. On the mental condition in hypnotism, in dem Journal of Mental Science, April 1883. — Hack Tuke erzählt in dem

Es fragt sich nun ob die innere wahre Persönlichkeit sich gänzlich unterdrücken lässt, oder, was dasselbe bedeutet, ob der eigentliche Charakter des Individuums soweit vernichtet werden kann, dass er sich in sein gerades Gegenteil verkehrt. Dass diese Frage bejaht werden muss, kann keinem Zweifel unterliegen; denn in der That gelingt es einem beharrlichen Magnetiseur nach Ueberwindung eines längeren oder kürzeren Widerstandes eine derartige Umwandlung herbeizuführen. Ch. Richet brachte eine entschieden bonapartistisch gesinnte Frau durch die hypnotische Suggestion dazu, radikal republikanische Ansichten

---

betreffenden Artikel auch von einem Arzte, welcher sich nach einer zwanzigstündigen Alpentour in einem krankhaft aufgeregten Traume für doppelt hielt. Die eine seiner beiden Persönlichkeiten lag im Sterben und wurde von der anderen seziert. Auch beim Rausch und Delirium verschwindet bisweilen die seelische Koordination so weit, dass eine Art Zweiteilung der Persönlichkeit eintritt. (Vgl. Dr. Azam's Aufsatz über die Aenderungen der Persönlichkeit in der Revue scientifique vom 17. Nov. 1883 und eine Arbeit des Dr. Galicier in der Revue philosophique, Juli 1877, S. 72.) Taine berichtet in der Vorrede zu seiner Intelligence (3. Aufl. S. 16 f.) einen merkwürdigen Fall, in welchem die Aufhebung der Koordination schon an das Krankhafte grenzt. „Ich habe", sagt er, „einen Menschen gesehen, welcher oft zusammenhängende Sätze, ja ganze Seiten niederschrieb, ohne einen Blick auf das Papier zu werfen. Er schwatzte und sang dabei und war sich anscheinend dessen, was er schrieb, nicht im entferntesten bewusst Wenigstens ergab sich dies aus seinen Erklärungen, deren Aufrichtigkeit ich nicht bezweifele, und aus dem Umstande, dass er bei dem nachträglichen Lesen des von ihm in solchen Augenblicken Niedergeschriebenen gewöhnlich Erstaunen und oft sogar Bestürzung an den Tag legte. Die Bewegungen der Finger und des Bleistiftes waren bei dem unbewussten Schreiben steif und machten den Eindruck des Automatischen, die Schrift unterschied sich in ihrem Aussehen von seiner gewöhnlichen Hand. In allen Fällen war das Schriftstück mit dem Namen einer verstorbenen Person unterzeichnet; es enthielt vertrauliche Mitteilungen aus einem geheimen geistigen Hintergrunde, den der Verfasser nicht vor jedermann enthüllen zu wollen schien."

auszusprechen, und Braid machte folgendes Experiment: er hypnotisierte einen Teetotaller von der strengsten Observanz und raunte ihm mehrmals die Behauptung ins Ohr, dass er einen Rausch habe; ausserdem erzeugte er in ihm durch Muskelsuggestion noch ein Gefühl des Taumelns, und es war nun ergötzlich anzusehen, wie der Hypnotisierte zwischen der suggerierten Idee, dass er berauscht sei, und der auf seinen Lebensgewohnheiten beruhenden Ueberzeugung, dass dies nicht der Fall sein könne, hin und her schwankte [1]). Diese vorübergehende Metamorphose hat übrigens durchaus nichts Beunruhigendes. Denn mit Recht bemerkt Richet, dass sich bei den beschriebenen merkwürdigen Modifikationen nicht die Individualität im eigentlichen Sinne, sondern nur die äussere Form und das äussere Auftreten des Individuums verändere. Ob man aber durch wiederholte Suggestionen bei geeigneten Personen nicht vielleicht doch schliesslich eine Veränderung des Charakters herbeiführen könnte, ist eine Frage, welche sich nur auf experimentellem Wege entscheiden lässt, und die uns hier auch weniger interessiert.

An dieser Stelle können wir vielleicht noch das gänzliche Verschwinden des Ichbewusstseins erwähnen, welches die Mystiker aller Zeiten nach ihrer eigenen Erfahrung und oft in sehr schöner Weise geschildert haben [2]). Ohne die eigentliche Ver-

---

[1]) Richet, a. a. O. S. 541; Carpenter, a. a. O. § 368.

[2]) Wir wollen von diesen Beschreibungen nur diejenige des Genfer Philosophieprofessors Amiel anführen, welche uns sprachlich und zeitlich am nächsten liegt. „Es deucht mich“, sagt derselbe in seinem Journal intime, „ich sei zu einer Bildsäule am Strome der Zeit geworden, um einem Mysterium beizuwohnen, aus dem ich alt oder alterlos hervorzugehen berufen sei. Meinem Gefühl nach bin ich ein namenloses und unpersönliches Etwas, mein Auge ist starr wie das eines Toten, und mein Geist unbestimmt und allumfassend wie das Nichts oder das Absolute; ich schwebe im Leeren und glaube, nicht zu existieren. Mein Bewusstsein zieht sich in seine Ewigkeit zurück, es erfasst sich in seiner eigentlichen Substanz, die über jede Form erhaben ist und ihre Vergangenheit, Gegenwart und Zukunft

zückung zu kennen, sprechen auch die pantheïstischen Metaphysiker von einem Zustande, in welchem der Geist „sich in der Form der Ewigkeit denkt“, in dem er ausserhalb des Raumes und der Zeit zu stehen glaubt und von jeder zufälligen Daseinsform entbunden in dem Unendlichen aufgeht. So selten dieser Geisteszustand auch ist, dürfen wir ihn hier doch nicht ganz unberücksichtigt lassen. Wahrscheinlich wird bei demselben die gesamte seelische Kraft von einer einzigen Idee in Anspruch genommen, welche die Mystiker als eine positive, die Empiriker als eine negative bezeichnen, und die wegen ihres hochgradig abstrakten Charakters so undeutlich und unbegrenzt ist, dass sie jedes individuelle Gefühl verneint und ausschliesst. Gelangt in solchen Augenblicken auch nur eine einzige ganz alltägliche Empfindung in das Bewusstsein, so verschwindet die Illusion auf der Stelle. Nach unserem Dafürhalten steht dieser Geisteszustand nicht über oder unter dem normalen Bewusstsein, sondern ausserhalb und jenseits desselben.

Fassen wir alles zusammen, so sehen wir, dass diejenigen

---

in sich enthält. Diese Substanz ist ein Leeres, welches alles umschliesst, ein unsichtbares Medium voll üppiger Keime, das Wirkungsvermögen einer Welt, welche sich von ihrer eigenen Existenz loslöst, um ihr tiefinnerlichstes Wesen in absoluter Reinheit, zu erfassen. In diesen erhabenen Augenblicken ist die Seele in sich selbst versunken und zur Bestimmungslosigkeit zurückgekehrt, sie hat sich auf einer Stufe, die über ihrem eigentlichen irdischen Leben steht, wieder zur Knospe geschlossen und ist zum göttlichen Embryo geworden. Alles wird undeutlich, zerfliesst und verliert seine Spannung, und das gesamte Wesen kehrt zu dem flüssigen Urzustande zurück, in dem es keinerlei feste Umrisse giebt. Man darf dieses Stadium nicht als dumpfe Starrheit bezeichnen, es ist vielmehr ein Zustand rein geistiger Betrachtung, der weder schmerzlich noch fröhlich noch traurig ist und ausserhalb jedes besonderen Gefühles und jedes endlichen Gedankens steht. Dieser Zustand ist das Bewusstsein des Seins und der in diesem Sein verborgen ruhenden Allmöglichkeit, er ist die Empfindung des geistigen Unendlichen.“

Bewusstseinszustände, welche man als Ideen bezeichnet, bei der Bildung der Persönlichkeit und bei den Aenderungen derselben nur als sekundäre Faktoren in Frage kommen. Sie spielen dabei eine gewisse Rolle, haben aber keine vorwiegende Bedeutung. Dies stimmt durchaus zu dem von der Physiologie schon vor langer Zeit ausgesprochenen Satze, dass der Charakter der Ideen rein objektiv sei. Zieht man dies in Betracht, so begreift man ohne weiteres, warum die Ideen das Individuum nicht in derselben Weise zum Ausdruck bringen können wie die Begehrungen, Gefühle und Leidenschaften.

IV. Kapitel.

Die Auflösung der Persönlichkeit.

1.

Zur Vervollständigung unseres Ueberblickes über das Thatsachenmaterial müssen wir noch diejenigen Aenderungen der Persönlichkeit anführen, welche bei der durch Alter, allgemeine Paralyse oder irgend eine andere Krankheitsursache verursachten fortschreitenden Verwirrtheit zu beobachten sind. Wenn die Persönlichkeit im normalen Zustande eine möglichst vollkommene psychophysische Koordination ist, welche sich trotz fortwährender Veränderungen und partieller, schnell vorübergehender Störungen, wie sie durch plötzliche Antriebe, phantastische Ideen u. dgl. herbeigeführt werden, erhält, so muss die Verwirrtheit oder allgemeine Verrücktheit, welche eine fortschreitende Auflösung des Körpers und des Geistes bedeutet, in einer immer mehr zunehmenden Auflösung jener Koordination zum Ausdruck kommen, einer Auflösung, welche schliesslich so weit geht, dass das Ich in der allgemeinen Zusammenhangslosigkeit verschwindet, und dass in dem Individuum nur noch die am besten organisierten, niedersten, einfachsten und deshalb beständigsten, rein vitalen Koordinationen übrig bleiben, welche zuletzt gleichfalls zu nichte werden. Vielleicht findet man daher auch nur bei derartigen Patienten, welche in einer unaufhaltsam fortschreitenden Zersetzung begriffen sind, hin und wieder ein doppeltes Ichbewusstsein im eigentlichen Sinne des Wortes, d. h. mehrere gleichzeitig nebeneinander existierende Persönlichkeiten. Wir sind bei unserer Untersuchung bis jetzt Beispielen für eine Aufeinanderfolge von verschiedenen Persönlichkeiten begegnet (man vgl. die von Azam, Dufay und Camuset beschriebenen Fälle), ferner haben wir gesehen, dass bei manchen Patienten ein neues Ichbewusstsein an Stelle einer alten Persönlichkeit tritt, welche vergessen oder wenigstens soweit in den Hintergrund gedrängt wird, dass sie dem Kranken als etwas Aeusserliches und Fremdes erscheint (so bei dem Soldaten von Austerlitz und in dem von Leuret berichteten Falle), und endlich haben wir gefunden, dass in gewissen Krankheiten die normale Persönlichkeit von ungewohnten Empfindungen befallen wird, denen sie mehr oder weniger erfolgreich Widerstand leistet und welche zuweilen und nur auf Augenblicke in dem Patienten die Vorstellung erzeugen, dass er doppelt sei (Krishaber's Beobachtung u. s. w.). Bei den Opfern der allgemeinen Verrücktheit dagegen wird die Desorganisation durch den Verlauf der Krankheit organisiert: die Patienten sind doppelt, sie halten sich für doppelt und handeln auch wie zwei verschiedene Personen. Bei ihnen ist kein Zweifel über die Spaltung des Ichbewusstseins mehr möglich, es fehlt ihnen jener letzte Rest von Unentschiedenheit, welcher in den zahlreichen von uns angeführten Fällen beweist, dass die normale Persönlichkeit oder was von derselben übriggeblieben ist, noch einen Rückstand von Kraft besitzt, welcher dafür bürgt, dass sie nach Wochen oder Monaten wieder in ihre Rechte eintreten wird. Es kommt jenen Patienten ebenso natürlich vor, dass sie doppelt sind, als wir es für natürlich halten, einfach zu sein. Ihr Zustand erregt in ihnen nicht das geringste Bedenken, und sie weisen jede skeptische Bemerkung ihrer Umgebung mit Entschiedenheit zurück. Ihre Art zu sein erscheint ihnen in ihrem Bewusstsein mit so grosser Deutlichkeit und Evidenz, dass sie über dieselbe keinerlei Zweifel hegen und es darum auch nicht begreifen können, warum andere Personen die Richtigkeit ihrer Auffassung bestreiten. Diese Thatsache ist von Wichtigkeit, denn wir erkennen daraus, dass bei jenen krankhaften Formen der Persönlichkeit die für jeden natürlichen Zustand charakteristische Spontaneïtät im Urteilen und Handeln zu finden ist. Wir kommen nun zu der Besprechung von zwei Fällen dieser Art:

Zuerst sei ein Schutzmann Namens D. erwähnt, welcher früher Soldat gewesen war. Derselbe hatte mehrmals Schläge auf den Kopf erhalten und war infolgedessen von einer zunehmenden Gedächtnisschwäche befallen worden, welche ihn schliesslich nötigte, seine Stelle aufzugeben. Sein Geist verwirrte sich darauf immer mehr, und zuletzt entstand in ihm der Wahn, dass er doppelt sei. „Er sprach von sich gewöhnlich in der ersten Person Pluralis: ‚Wir werden gehen, wir sind weit gegangen‘, und begründete dies dadurch, dass sich in seiner Gesellschaft stets noch ein anderer Mensch befinde. Bei Tische sagte er: ‚Ich bin satt, aber der andere ist noch hungrig.‘ Bisweilen fing er auch plötzlich an zu laufen, und wenn man ihn dann fragte, warum er dies thue, antwortete er: „Ich würde lieber stehen bleiben, aber der andere zwingt mich zum Laufen, obschon ich ihn am Rock festhalte.‘ Eines Tages stürzte er sich auf ein Kind, um es zu erdrosseln — eine Handlung, die er ebenfalls auf den anderen zurückführt. Schliesslich machte er sogar einen Selbstmordsversuch, um den anderen zu töten; er glaubte, derselbe verberge sich in der linken Seite seines Körpers, und nannte ihn deshalb den linken D., während er sich selbst als den rechten D. bezeichnete. Sein Zustand wurde allmählich immer schlimmer und ging zuletzt in vollkommene Verrücktheit über[1]).“

Ein von Langlois beschriebener Fall zeigt uns eine noch weiter gehende Zersetzung der Persönlichkeit. „Der Patient G. ist schwachsinnig und unreinlich. Seine Glieder sind nicht ge-

[1]) Jaffé, Archiv für Psychiatrie, 1870.

lähmt, die Hautempfindlichkeit weist keinerlei Störungen auf, und er schwatzt fortwährend ohne jedes Stocken, doch wiederholt er immer nur dieselben Sätze. Von sich selbst spricht er stets in der dritten Person, und jeden Morgen empfängt er uns mit den Worten: ‚G. ist krank, er muss in den Lazaretsaal gebracht werden.‘ Oft fällt er auf die Kniee, versetzt sich ein paar kräftige Ohrfeigen, reibt sich dann unter fröhlichem Lachen die Hände und ruft: ‚G. war ungezogen; nun hat er seine Strafe bekommen.‘ Nicht selten schlägt er sich auch heftig mit seinem Holzschuh auf den Kopf, drückt sich die Nägel tief ins Fleisch und zerreisst sich die Backen. Diese Tobsuchtsanfälle treten ganz plötzlich auf; sein Gesicht zeigt, während er sich schlägt und zerfleischt, einen zornigen, und dann, wenn er seiner Meinung nach den anderen genügend bestraft hat, einen zufriedenen Ausdruck. Falls ihn sein eingebildeter Aerger nicht zu sehr aufregt, fragen wir ihn gelegentlich: ‚Wo ist denn G.?‘ — Er schlägt sich dann auf die Brust und sagt: ‚Hier!‘ — Berühren wir seinen Kopf und fragen wir ihn, wem dieser zugehöre, so sagt er: ‚Das ist der Schweinskopf‘ — und fragen wir ihn dann weiter, warum er denselben schlägt, so antwortet er: ‚Weil der Schweinskopf seine Strafe haben muss.‘ — Sagen wir dann: ‚Du hast aber doch eben noch den G. geschlagen‘, so erwidert er: ‚Nein, G. ist heute nicht ungezogen gewesen, heute verdient der Schweinskopf die Schläge.‘ — Mehrere Monate hindurch haben wir an ihn immer wieder dieselben Fragen gerichtet und stets die nämlichen Antworten erhalten. Gewöhnlich ist G. der Strafende, mitunter aber auch das andere Ich, und dann werden die Schläge nicht mehr nach dem Kopfe gerichtet[1]).“

Ein Paralytiker, dessen Zustand schon an vollständige Verrücktheit grenzte, „hatte die Manie, sich unaufhörlich Ratschläge zu geben oder Vorwürfe zu machen. „„Sie wissen doch,

[1]) Annales médico-psychol. 6. Serie, 6. Band, S. 80.

Herr G.““, sagte er z. B. zu sich selbst, „„dass Sie hier im Hause eine Anstellung erhalten haben. Sie befinden sich dabei übrigens recht wohl. — Wir erklären Ihnen, dass wir Sie vollständig aufgegeben haben““, u. s. w. u. s. w. — Im weiteren Verlaufe der Krankheit wurden die Worte immer unverständlicher, doch konnte man aus den Phantasieen stets noch jenes Selbstgespräch heraushören. Bisweilen wechselten bei ihm Fragen mit Antworten, und dies erhielt sich auch, als er schon völlig verwirrt war. Er brach oft mitten im Toben und Schreien ab, beruhigte sich und sagte leise und mit der entsprechenden Handbewegung zu sich: „„Willst Du wohl schweigen! Sprich doch nicht so laut!““ — „„Ja, ich will leiser sprechen““, lautete dann die von ihm selbst gegebene Antwort. — Ein anderes Mal fanden wir ihn eifrig damit beschäftigt, Bewegungen des Kostens und Ausspeiens zu machen. Als wir ihn fragten: ‚Amüsieren Sie sich, Herr G.?‘, antwortete er: „„Welcher?““ und verfiel darauf wieder in sein irrsinniges Treiben. — Diese Antwort, welche wir hier ebenso wie die Frage wörtlich wiedergeben, könnte vielleicht den Eindruck des Zufälligen machen, doch stimmt sie so gut zu der bei dem Kranken schon seit langer Zeit beobachteten Zweiheit des Bewusstseins, dass wir es uns nicht haben versagen können, sie hier mit anzuführen[1]).“

[1]) Descourtis. Du fractionnement des opérations cérébrales, et en particulier de leur dédoublement dans les psychopathies. Paris, 1882, S. 33f., vgl. auch S. 32 u. S. 35. — Möglicherweise ist diese zweite Persönlichkeit, welche dem anderen Ich Ratschläge erteilt oder dasselbe mit Vorwürfen überhäuft, nur die rein passive Wiedergabe der von dem Arzte oder von den Krankenwärtern an den Patienten gerichteten Worte. Wir wollen auch noch darauf hinweisen, dass die Verrückten von sich nicht selten in der dritten Person sprechen. Bekanntlich lässt sich dasselbe bei kleinen Kindern beobachten, bei denen man diese Erscheinung dadurch erklärt, dass ihr Ichbewusstsein noch nicht völlig ausgebildet sei. Unserer Ansicht nach handelt es sich dabei einfach um eine Nachahmung Das Kind hört gewöhnlich Sätze wie: Paul ist unartig gewesen, er wird dafür Schläge be-

Bei einer vierten Beobachtung, welche wir nunmehr folgen lassen, zeigt sich die Zersetzung der Persönlichkeit wieder von einer anderen Seite: das Individuum ist sich in diesem Falle eines Teiles seines Ichs so wenig bewusst, dass derselbe ihm als etwas Fremdes oder sogar als etwas Feindliches erscheint. Wir haben schon oben, als wir über die Halluzinationen sprachen, gesehen, dass die Patienten diese Wahnvorstellungen allmählich immer mehr verkörpern, bis sie schliesslich das Werk ihrer Einbildung ganz nach aussen hin verlegen. Bei den Verrückten ist die Sachlage eine wesentlich ernstere. Wir begegnen bei diesen Kranken Handlungen oder Zuständen, welche wir auch bei einem vollkommen gesunden Menschen ganz normal finden würden, da denselben durchaus das Phantastische und Krankhafte der Halluzination abgeht. Die Abnormität besteht in diesem Falle darin, dass der Patient die betreffenden Handlungen und Zustände als etwas Aeusserliches wahrnimmt und sich selbst nicht als Ursache derselben fühlt. Wie will man diese eigentümliche Situation erklären, wenn man nicht annimmt, dass in der Gemeinempfindung eine tiefgehende Veränderung stattgefunden hat, die darin begründet liegt, dass gewisse Teile des Körpers in dem zerrütteten Gehirn nicht mehr repräsentiert, d. h. nicht mehr gefühlt werden. Die Gesichtswahrnehmung dauert, wie die Erfahrung lehrt, noch fort, doch sieht der Kranke seine eigenen Bewegungen wie äussere, gegen ihn gerichtete Vorgänge, welche er weder sich selbst noch andern zuschreibt. Er konstatiert das Gesehene einfach passiv, ohne nach weiteren Erklärungen dafür zu suchen, da das Erlöschen seiner inneren Empfindungen und die Schwäche seiner Vernunft es ihm unmöglich macht, diese Koordinationsstörung auszugleichen.

Der Patient, den wir als Beispiel hierfür zitieren wollen, litt an allgemeiner Paralyse und befand sich schon in dem

---

kommen, u. dgl. und bezeichnet sich infolgedessen in derselben Weise. Vielleicht bedeutet die Verwendung der dritten Person seitens mancher Verrückter eine Rückkehr zu diesem kindlichen Zustande.

Stadium der vollkommenen Verwirrtheit. Seine Sprache war beinahe unverständlich, und von der Aussenwelt hatte er nur noch eine sehr mangelhafte Vorstellung. Eines Tages beschäftigte er sich damit, grüne Erbsen zu enthülsen. Obschon er sehr ungeschickt und von Natur rechtshändig war, bediente er sich dazu doch nur der linken Hand. Einmal streckte sich die Rechte vor, als ob sie an der Arbeit teilnehmen wollte, aber kaum hatte sie ihre Absicht ausgeführt, als die andere auf sie losfuhr und sie heftig zusammenpresste. Während dieses Vorganges nahm das Gesicht des Kranken einen zornigen Ausdruck an, und er rief gebieterisch: „Nein, nein!“ Sein Körper erbebte unter gewaltsamen Zuckungen, und alles deutete auf einen heftigen Kampf in seinerm Innern hin. Als man ihn bei einer anderen Gelegenheit auf einen Lehnstuhl festgebunden hatte, verfinsterte sich seine Miene, er ergriff mit der linken Hand seine Rechte und schrie: „Halt! Du bist daran schuld! Deinetwegen werde ich hier festgehalten!“ Damit versetzte er der Hand mehrere Schläge.

Wir haben bei diesem Patienten auch noch andere ähnliche Vorfälle beobachtet. Z. B. konnten wir mehrmals konstatieren, dass er seine rechte Hand in einem Augenblicke, wo sie aus ihrer gewöhnlichen Unthätigkeit erwachte, mit der linken festhielt. Er gerieth dabei in Zorn, bewegte sich unruhig hin und her und schlug die Hand so heftig, als es ihm seine Kräfte erlaubten. Die Empfindungsfähigkeit in dem rechten Arme war, trotzdem sie eine gewisse Abschwächung erlitten hatte, doch ebensowenig wie in den übrigen Körperteilen ganz geschwunden [1]).

Manche Verrückte schreiben den Lärm, welchen sie selbst machen, anderen Kranken zu und beklagen sich darüber, dass sie durch das Schreien derselben gestört werden. Zuletzt wollen wir noch einen von Hunter beobachteten Fall anführen. Es handelt sich dabei um einen geistig im höchsten Grade abge-

---

[1]) Descourtis, a. a. O. S. 37.

stumpften Greis, der alles, was er in seiner frühesten Kindheit erlebt hatte, mit der Gegenwart in Beziehung brachte. „Obschon er im stande war, auf gewisse Eindrücke hin vernünftig zu handeln und diese Eindrücke auch an seinem Körper richtig zu lokalisieren, schrieb er doch seine eigenen Empfindungen beständig den Personen seiner Umgebung zu. Zum Beispiel erklärte er seinem Krankenwärter und den Assistenzärzten, er sei überzeugt, dass sie Hunger und Durst hätten. Sobald man ihm aber etwas zu essen oder zu trinken gegeben hatte, konnte man an seiner Gier sehen, dass diese ungereimte Idee in ihm thatsächlich durch Hunger oder Durst hervorgerufen wurde, und dass das Fürwort sie sich in Wahrheit nicht auf andere, sondern auf ihn selbst bezog. Er litt an einem heftigen Husten. Nach jedem Anfall nahm er die unterbrochene Unterhaltung wieder auf und sagte jedesmal, nachdem er in geeigneter Weise sein Bedauern über den schlechten Gesundheitszustand seines Freundes ausgesprochen hatte: „Es thut mir überaus leid, dass Sie einen so lästigen und angreifenden Husten haben[1]).“

Nach und nach führen alle diese Zustände zu einer immer mehr zunehmenden Koordinationslosigkeit, um schliesslich mit der vollständigen Zerstörung jedes inneren Zusammenhanges zu enden. Sie werden dadurch der angeborenen Geistesschwäche ähnlich, welche niemals das mittlere Niveau der menschlichen Persönlichkeit zu erreichen vermag. Bei dem Idioten hat die zu den verschiedensten Stufen emporsteigende Entwicklung der Koordination, welche den normalen Menschen bildet, eine Hemmung erfahren. Er ist über die ersten Anfangsstadien nicht hinausgekommen. Zwar sind ihm die Bedingungen für das rein körperliche Leben und für einige ganz elementare geistige Verrichtungen gegeben, für eine höhere Entwicklung aber fehlen ihm alle Voraussetzungen.

---

[1]) Hunter, bei Winslow: On obscure Diseases of the Brain, S. 278.

Wir müssen nun die Thatsache, dass die Koordination die Grundlage der Persönlichkeit bildet, zum Schluss noch etwas näher betrachten.

2.

Vorher aber sei es uns gestattet, die Störungen der Persönlichkeit, für welche wir in den vorhergehenden Kapiteln so zahlreiche Beispiele angeführt haben, noch einmal in einer kurzen Uebersicht zusammenzustellen. Es kann allerdings auf den ersten Blick fast unmöglich scheinen, alle jene unter sich so verschiedenartigen Fälle auf einige wenige Grundtypen zurückzuführen, doch wird es sich zeigen, dass eine solche Klassifikation dennoch möglich ist.

Obschon das körperliche Gemeingefühl im gewöhnlichen Leben auf mannigfaltige Weise verändert wird, ganz bedeutend z. B. durch die Entwicklung, welche wir von der Geburt bis zum Tode durchmachen, vollziehen sich diese Aenderungen doch so langsam und kontinuierlich, dass die Assimilation der neuen Empfindungen eine ganz gleichmässige ist und die Umwandlung garnicht bemerkt wird. Auf diese Weise kommt die sogenannte Identität, d. h. die scheinbare Unveränderlichkeit inmitten des fortwährenden Wechsels, zu stande. Doch wirken schon schwerere Erkrankungen und tiefergehende Veränderungen, wie sie z. B. bei der Pubertätsentwicklung und bei der Menopause stattfinden, darauf hin, die Bestimmtheit dieses Identitätsgefühles ein wenig zu erschüttern: der neue Zustand verschmilzt nicht unmittelbar mit dem alten, und die neuen Empfindungen erscheinen dem alten Ich, wie man gesagt hat, anfangs als ein fremdes, staunenerregendes Du. Aendert sich aber bei einem Menschen das körperliche Gemeingefühl ganz plötzlich, und findet infolgedessen ein jähes Zuströmen von ungewohnten Geisteszuständen statt, so wird der eigentliche Grund des Ichs völlig verändert: Das Individuum trennt sich von seiner früheren Persönlichkeit und hat das Gefühl, ein anderer Mensch zu sein.

In den meisten Fällen vollzieht sich dieser Bruch mit der Vergangenheit nicht auf éinmal, sondern erst nach einer Periode der Verwirrung und des Schwankens.

Der krankhafte Zustand, welcher sich nach dieser Uebergangszeit endgültig befestigt hat, kann nach unserem Dafürhalten von dreifacher Art sein:

1. Zunächst kann das körperliche Gemeingefühl eine vollständige Veränderung erfahren haben. Der neue Zustand dient in diesem Falle einem neuen Seelenleben als Grundlage, d. h. das Individuum hat fortan ein anderes Fühlen, Wahrnehmen und Denken, und mit der Zeit entsteht in ihm ein neues Gedächtnis. Von dem alten Ich bleiben nur noch die vollständig organisierten rein automatischen und deshalb beinahe unbewussten Thätigkeiten, wie Gang, Sprache, Handfertigkeiten u. s. w. zurück, welche sich mit sklavenhaftem Gehorsam jedem Herren unterordnen. Allerdings ist dieser Typus in der Praxis nicht immer ganz rein anzutreffen. Bei manchen Patienten fügt sich ein Teil der automatischen Fertigkeiten mit in das neue Ich ein, bei anderen erwachen von Zeit zu Zeit einige Reste der alten Persönlichkeit und erzeugen in dem neuen Ich ein vorübergehendes Gefühl des Schwankens. Lassen wir aber derartige kleine Abweichungen ausser acht und fassen wir nur die Hauptzüge der zu diesem Typus gehörenden Fälle ins Auge, so können wir sagen, dass es sich hier überall um eine ‚Entfremdung' der Persönlichkeit handelt. Das alte Ich ist der neuen Persönlichkeit fremd geworden, d. h. das Individuum hat seine Vergangenheit vergessen und betrachtet frühere Erlebnisse, wenn es an dieselben erinnert wird, objektiv als Vorgänge, die zu seiner Persönlichkeit in keiner näheren Beziehung stehen. Sehr deutlich konnte man dies bei einer Patientin in dem Pariser Hospital La Salpêtrière beobachten, welche sich seit ihrem achtundvierzigsten Jahre immer nur als „ihre eigene Person" (la personne de moi-même) bezeichnete. Sie machte über ihre frühere Persönlichkeit einige ziemlich richtige Angaben, bezog

dieselben aber stets auf ein anderes Individuum und sagte: „Meine eigene Person kennt diese im Jahre 1779 geborene Person nicht [1].“ Auch der alte Lambert, von dem wir oben gesprochen haben, gehört in diese Kategorie, und ebenso ein von Hack Tuke erwähnter mehrjähriger Bewohner des Irrenhauses zu Bedlam, welcher sein Ich, d. h. seine eigentliche, ihm vertraute Persönlichkeit, verloren hatte und diese Persönlichkeit beständig unter seinem Bett suchte [2]).

2. Das Hauptmerkmal des zweiten Typus ist das abwechselnde Auftreten der beiden Persönlichkeiten, weshalb man die landläufige Bezeichnung ‚Doppelbewusstsein‘ in erster Linie auf diese Krankheitsform anwenden sollte. Wir haben schon oben darauf hingewiesen, dass es zwischen dem ersten und dem zweiten Typus vermittelnde Uebergänge giebt, doch interessieren uns hier nur die eindeutig bestimmten Fälle. Anfangs, wenn das neue Ichbewusstsein zum ersten Male auftritt, sind die beiden Typen einander noch völlig gleich; der Unterschied wird erst dann bemerkbar, wenn die alte Persönlichkeit wieder zum Vorschein kommt. Die physische Ursache des Wechsels ist noch sehr dunkel, man darf wohl sagen unbekannt, doch lässt sich kaum die Vermutung von der Hand weisen, dass bei den hier in Frage kommenden Individuen, welche gewöhnlich hysterisch, d. h. im höchsten Grade unbeständig sind, neben den sekundären Variationen zwei Hauptformen des physischen Lebens zu unterscheiden sind, von denen jede einer besonderen seelischen Organisation als Grundlage dient. Man wird die Richtigkeit dieser Vermutung noch bereitwilliger zugeben, wenn man bedenkt, dass sich bei dem Wechsel auch der Charakter, d. h. das tiefste Innere der Persönlichkeit, welches die individuelle Anlage am besten zum Ausdruck bringt, mit verändert. (Man vgl. die Fälle von Azam, Dufay und Camuset.)

---

[1]) Genaueres bei Leuret, Fragm. psychol. S. 121-124.

[2]) The Journal of Mental Science, April 1883.

Auch von diesem Typus giebt es verschiedene Unterarten. Bald stehen sich, wie in dem von Macnish beschriebenen Falle, die beiden Persönlichkeiten so fremd gegenüber, dass keine von dem Dasein der anderen etwas ahnt; bald umfasst das eine Ich, wie bei Azam's Patienten, ziemlich das ganze Leben, während die andere Persönlichkeit nur eine kurze Spanne Zeit repräsentiert; und endlich zeigt uns der eben mitgeteilte Fall, welcher überaus lehrreich ist, weil er uns heute eine Zeit von etwa 28 Jahren überschauen lässt, das allmähliche Anwachsen der zweiten Persönlichkeit auf Kosten der ersten. Anfangs hat die erste Persönlichkeit ihre Herrschaft nach jedem Wiedererscheinen ziemlich lange behauptet, nach und nach aber sind die Perioden ihres Auftretens immer kürzer geworden, und schliesslich wird sie, wie sich voraussehen lässt, wahrscheinlich von dem zweiten Ich einmal ganz aus dem Felde geschlagen werden. Der zweite Typus scheint demnach bei längerem Andauern des krankhaften Zustandes mehr oder weniger unvermeidlich in den ersten Typus überzugehen, und man hat ihn deshalb wohl als eine Art Mittelstufe zwischen dem normalen Zustande und der gänzlichen ‚Entfremdung' der Persönlichkeit anzusehen.

3. Der dritte Typus ist mehr oberflächlicher Art: wir wollen ihn als eine ‚Vertauschung' (substitution) der Persönlichkeit bezeichnen. Es handelt sich dabei um die ziemlich häufig vorkommende Erscheinung, dass ein Individuum seine Person gewechselt zu haben glaubt, indem sich z. B. ein Mann für eine Frau oder ein Lumpensammler für einen König hält. Als Muster für die ganze Gruppe können uns die oben beschriebenen Hypnotisierten dienen. Die Veränderung der Persönlichknit betrifft bei diesen mehr die Psyche als den Organismus. Damit soll natürlich keineswegs gesagt sein, dass dieselbe ohne materielle Voraussetzungen eintreten oder fortbestehen könne, wir wollen nur konstatieren, dass sie nicht wie bei den eben unter Nr. 1 und 2 beschriebenen Krankheitsformen auf einer

tiefgehenden Veränderung des körperlichen Gemeingefühls beruht, durch welche das Selbstbewusstsein vollständig umgewandelt wird. Die Veränderung kommt hier aus dem Gehirn, und nicht aus dem eigentlichen Inneren des Organismus, sie besteht in der übermässigen Entwicklung einer fixen Idee, welche die zu der normalen Geistesthätigkeit erforderliche Koordination unmöglich macht. Aus diesem Grunde hat die Modifikation mehr den Charakter einer lokalen als den einer allgemeinen Störung, und während bei der Entfremdung und bei dem Wechsel der Persönlichkeit alles in seiner Art harmoniert und die innere Einheit und Logik organischer Zusammensetzungen aufweist, kommt es bei dem dritten Typus nicht selten vor, dass der eingebildete König oder Millionär zugiebt, früher ein einfacher Arbeiter gewesen zu sein und nur zwei Franks täglich verdient zu haben. Selbst in den Fällen, in welchen die Koordinationslosigkeit offen zu Tage tritt, erkennt man deutlich, dass die fixe Idee ein krankhafter Auswuchs ist, welcher in keiner Weise eine vollkommene Umwandlung des Individuums voraussetzt.

Diese von den schwersten zu den leichtesten Formen fortschreitende Einteilung erhebt keinen Anspruch auf strenge Genauigkeit. Sie soll nur dazu dienen, das Thatsachenmaterial ein wenig zu ordnen und zu zeigen, wie verschieden die einzelnen Fälle untereinander sind; vor allem aber soll sie noch einmal den Beweis dafür liefern, dass die Persönlichkeit in dem Organismus wurzelt und sich mit diesem mehr oder weniger verändert.

V. Kapitel.

Schlussbetrachtungen.

1.

Aus der Entwicklungslehre ergiebt sich mit Notwendigkeit der Schluss, dass die höheren Formen der Individualität durch eine Vereinigung oder Verschmelzung niederer Formen entstanden sein müssen. Demgemäss ist auch die Individualität auf ihrer höchsten Stufe, welche sie bei dem Menschen erreicht, das Ergebnis der in der Hirnrinde eingetretenen Anhäufung und Verdichtung der ursprünglich selbständigen und zusammenhangslos zerstreuten elementaren Einzelbewusstheiten.

Um die verschiedenen Typen der seelischen Individualität, welche die tierische Stufenleiter von unten nach oben hin aufweist, feststellen zu können, müsste man neben der Psychologie auch die Zoologie mit fachmännischer Gründlichkeit beherrschen, und man würde selbst dann nur zu sehr unsicheren Ergebnissen gelangen. Wir wollen uns aus diesem Grunde hier darauf beschränken, einige Hauptformen zu besprechen, welche uns mit Rücksicht auf das Endziel unserer Untersuchung besonders interessieren müssen, insofern sie geeignet sind die Thatsache zu veranschaulichen, dass die zu der höheren Individualität führende Entwicklung im wesentlichen ein Zunehmen der Kompliziertheit und eine immer fortschreitende Vervollkommnung der Koordination bedeutet.

Solange es sich um Menschen, um andere Wirbeltiere oder auch um Insekten handelt, bezeichnet das Wort Individuum einen durchaus klaren und unzweideutigen Begriff. Steigt man aber tiefer hinab, so wird der Begriff, wie alle Zoologen einstimmig zugeben, immer dunkler und unbestimmter[1]). Der Etymologie nach ist ein Individuum etwas Ungeteiltes. Fasst man das Wort nur in diesem Sinne, so findet man Individuen schon auf einer sehr tiefen Stufe. Während der Umfang der unorganischen Gebilde, wie z. B. derjenige der Krystalle, keinerlei Beschränkungen unterworfen ist, „teilt sich jedes Protoplasmaklümpchen, sobald es einen Durchmesser von höchstens einigen Millimetern erreicht hat, ohne jeden äusseren Anlass in zwei oder mehr deutlich unterscheidbare Teile, von denen jeder dem Mutterklumpen, der sich darin fortpflanzt, gleichwertig ist. Das Protoplasma existiert demnach nur als Individuum, d. h. mit einem begrenzten Umfange, und dies ist der Grund, warum alle lebenden Wesen notwendigerweise aus Zellen zusammengesetzt sein müssen[2])." Eine höhere Entwicklung des Lebens auf der Erde konnte nur durch eine endlose Wiederholung desselben Grundthemas, d. h. durch die Anhäufung einer unermesslichen Zahl jener kleinen Elementarbestandteile, welche die wahren Urbilder der Individualität sind, ermöglicht werden.

Die in sich gleichartige lebende Materie, aus welcher diese einfachen Urindividuen bestehen, dehnt sich aus, zieht sich zusammen, verlängert sich zu feinen Fäden, verlässt ihren Platz, bewegt sich kriechend nach den Stoffen hin, welche zu ihrer

---

[1]) Vgl. im einzelnen: Häckel, Generelle Morphologie 1866. I, S. 241; Gegenbaur, Grundriss der vergleichenden Anatomie. Espinas, Sociétés animales, 2. Aufl. Anhang 2; Pouchet, Revue scientifique, 10. Febr. 1883; u. s. w.

[2]) Perrier, Les colonies animales et la formation des organismes. Paris, 1881, S 41. Cattaneo nimmt in seiner Schrift Le colonie lineari e la morfologia dei molluschi eine noch weiter gehende Teilung an.

Ernährung dienen können, und assimiliert sich dieselben, nachdem sie sie aufgesogen und in sich zersetzt hat. Man hat deshalb bei dem Protoplasma von „Bewusstseinsrudimenten“ und von einem „dunklen Willen“ gesprochen, dessen Thätigkeit durch äussere Reize und unklare Bedürfnisse bestimmt werde. Solange es noch an einem besseren Ausdruck fehlt, kann man sich diese Benennungen gefallen lassen, doch darf man dabei nicht vergessen, dass durch dieselben der wahre Sachverhalt nur annähernd richtig bezeichnet wird. Bei einer in sich gleichartigen Masse, die noch keinerlei Ansätze zur Differenzierung zeigt, und bei der die wichtigsten Lebensverrichtungen, wie Ernährung und Fortpflanzung, noch nirgends bestimmt lokalisiert sind, ist die einzige, höchst unvollkommene Aeusserung einer seelischen Thätigkeit die allen Lebewesen gemeinsame Erregbarkeit, aus welcher sich auf den höheren Stufen das allgemeine Empfindungsvermögen, die speziellen Sinne und die anderen geistigen Fähigkeiten entwickeln. Von einem Bewusstsein im eigentlichen Sinne des Wortes kann hier kaum schon die Rede sein.

Den ersten Ansatz zu der Entwicklung einer höheren Individualität bilden die bei manchen Tierarten anzutreffenden Vereinigungen von Individuen zu Stöcken oder Kolonien. Obschon die einzelnen Mitglieder einer solchen Kolonie noch eine ziemlich weitgehende Selbständigkeit besitzen, „stellt doch die gezwungene Nachbarschaft, die Kontinuität der Gewebe und der Umstand, dass der Verdauungsapparat fast immer allen Individuen gemeinsam ist, unter den Einzeltieren eine grössere oder geringere Anzahl von Beziehungen her, welche bewirken, dass keines derselben den Vorgängen, welche seine nächsten Nachbarn betreffen, völlig fremd gegenüberstehen kann. Man findet derartige Kolonien bei den Schwämmen, Hydroïden, Korallenpolypen, Bryozoën und einigen Ascidienarten[1]). Strenggenommen

[1]) Perrier, a. a. O. S. 774; Espinas, Des sociétés animales, section 2.

aber haben wir es hier nur mit einer rein äusserlichen, zu keiner engeren Verbindung führenden Anhäufung kleiner gleichartiger Bewusstseinssphären zu thun, welche unter sich keine weitere Gemeinschaft haben, als dass sie aneinander stossen und in ihrer Gesamtheit räumlich begrenzt sind.

Einen bedeutenden Fortschritt zur Koordination bedeutet das Entstehen einer kolonialen Individualität und eines kolonialen Bewusstseins. Bei Tierarten, welche auf dieser Stufe stehen, zeigt die aus elementaren Individualitäten bestehende Kolonie das Streben, sich vermöge einer gewissen Arbeitsteilung in eine Individualität höherer Art umzuwandeln. Dies ist z. B. bei den Hydraktinienstöcken der Fall, an welchen man ernährende, sprossentreibende, geschlechtlich entwickelte (d. h. männliche oder weibliche), tastende oder beutegreifende und andere Personen, im ganzen sieben verschiedene Arten von Einzeltieren, unterscheidet. Bei dem zu den Siphonophoren oder Röhrenquallen gehörenden Agalma, dessen gesamter Organismus mehr als einen Meter misst, und bei den benachbarten Typen ist auch das Ortsveränderungsvermögen vollständig lokalisiert. Solange das Tier die gemeinsame Axe, an welcher die Individuen festsitzen, frei treiben lässt, scheinen die Einzelpersonen ganz selbständig zu sein; sobald sich aber eine Gefahr zeigt oder der Gesamtorganismus irgend eine komplizierte Bewegung ausführen will, zieht die Axe sich zusammen, und alle Polypen müssen an der gemeinsamen Bewegung teilnehmen. Eine andere Röhrenqualle, die Physalia, kann ihre Fortbewegung willkürlich beschleunigen oder verlangsamen, sie taucht nach Belieben auf oder unter, führt seitliche Drehungen aus und vermag überhaupt nach jeder Richtung hin zu schwimmen. Auch sie zwingt alle ihre Individuen, an den komplizierten Bewegungen teilzunehmen. Wie Perrier richtig bemerkt, begünstigt das Freileben die Ausbildung der Individualität. Denn bei Tierstöcken, welche nicht an einem bestimmten Orte festsitzen, „geraten die Einzelpersonen in eine viel grössere Abhängigkeit von der

Kolonie, es knüpfen sich unter ihnen weit festere Bande, und von jeder Stelle des Organismus aus werden empfangene Eindrücke mit Notwendigkeit nach den Schwimmglocken hingeleitet, deren Bewegungen wiederum, wenn nicht Unordnung entstehen soll, genau untereinander koordiniert sein müssen. Auf diese Weise entsteht eine Art kolonialen Bewusstseins, und die Kolonie beginnt damit, sich zu einer neuen Einheit zusammenzuschliessen, d. h. mit anderen Worten, sie ist im Begriff, ein Individuum zu werden[1])." Uebrigens ist dies nicht der einzige Weg, auf dem sich ein Gesamtbewusstsein ausbilden kann. Bei dem Botryllus z. B., einer zusammengesetzten Ascidie, sind die Auswurfsöffnungen einer Anzahl von Individuen zu einer gemeinschaftlichen Höhle, der sogenannten Kloake, vereinigt, um welche die Einzeltiere rosettenartig herumstehen. Jedes Individuum entsendet nach der Kloakenhöhle einen zungenförmigen, mit einem Nervenaste versehenen Ausläufer, vermöge dessen es mit allen anderen Mitgliedern seiner Kolonie in fortwährender Verbindung steht. Wenn nun aber auch eine Kolonie anfängt, sich in dieser Weise als koloniale Einheit zu fühlen, brauchen darum die Einzeltiere, aus welchen sie besteht, noch nicht ihr individuelles Bewusstsein zu verlieren. Vielmehr beträgt sich jedes derselben anfangs noch so, als ob es allein wäre. Bei einigen Seesternarten z. B. kriecht ein abgeschnittener Arm selbständig weiter, entweder in derselben Richtung oder je nach den Umständen seinen Weg ändernd; er zappelt lebhaft, wenn man ihn berührt, und beweist überhaupt auf jede Art, dass er noch ein wirkliches Bewusstsein hat. Dass nichtsdestoweniger bei dem unverletzten Tiere das Bewusstsein der Arme dem des gesamten Sternes untergeordnet ist, zeigt die harmonische Zusammenordnung der Bewegungen bei dem Hinundherkriechen des Tieres[2])."

---

[1]) Perrier, a. a. O. S. 232. 239. 770. 248. 262.

[2]) Perrier, a. a. O. S. 771-773.

Der Mensch, welcher eine so hohe Stufe der Zentralisation erreicht hat, kann sich kaum eine annähernde Vorstellung von einem derartigen Zustande des Seelenlebens machen, bei welchem neben einer Kollektivindividualität auch noch verschiedene kleine Teilindividualitäten existieren. Aehnliche Verhältnisse scheinen allerdings bei einigen krankhaften Zuständen vorzuliegen; man könnte auch darauf hinweisen, dass jeder Mensch sich gleichzeitig als Einzelperson und als Mitglied des Gesellschaftskörpers fühlt, — doch wollen wir hier auf derartige Vergleiche, die nicht in jeder Hinsicht stichhaltig sind, kein allzugrosses Gewicht legen. Fassen wir die Frage objektiv und urteilen wir nur nach den unserer Beobachtung unmittelbar zugänglichen äusseren Erscheinungen, so sehen wir, dass das koloniale Bewusstsein, wenn es auch anfangs nur in vereinzelten Augenblicken und mit einer sehr unvollständigen Koordination auftritt, doch einen äusserst wichtigen Wendepunkt in der Entwicklung bezeichnet. Es ist der erste Ansatz zu den höheren Formen der Individualität, aus denen schliesslich die Persönlichkeit hervorgeht. Nach und nach tritt das koloniale Bewusstsein immer mehr in den Vordergrund, es drängt die kleinen Individualitäten zurück und absorbiert dieselben zuletzt gänzlich. Man wird dadurch an die Entwicklung stark zentralisierter Staaten erinnert. Auch bei diesen ist die zentrale Gewalt anfangs so schwach gewesen, dass sie sich bei ihren Untergebenen, von denen einige sie zeitweilig wohl sogar an Macht übertrafen, kaum zur Geltung bringen konnte; nach und nach aber hat sie sich auf Kosten der Einzelgewalten gestärkt, sie hat dieselben immer mehr geschwächt und ist schliesslich zur alleinigen Gebieterin geworden.

Einen sichtlichen Fortschritt zu der Entwicklung einer komplizierteren und harmonischeren Individualität finden wir da, wo sich ein Nervensystem zu bilden beginnt. Denn das Nervensystem ist der eigentliche Träger der Koordination. Doch kommt auch auf dieser Stufe die Zusammenordnung nicht sofort zu stande. Bei den Anneliden zwar scheinen die Gehirnganglien, aus welchen die Nerven der höheren Sinnesorgane entspringen, dieselben Verrichtungen auszuüben wie das Gehirn bei den Wirbeltieren. Doch ist das Nervensystem hier von einer wirklichen Zentralisation noch sehr weit entfernt, da die psychische Selbständigkeit der einzelnen Körperabschnitte klar zu Tage tritt. „Das Bewusstsein, welches im Gehirn am bestimmtesten ist, nimmt immer mehr an Deutlichkeit ab, je grösser die Zahl der Ringe wird. Dies geht so weit, dass einige Euniceen, die eine Länge von anderthalb Metern erreichen, sich gelegentlich in das hintere Ende ihres Körpers beissen, ohne, wie es scheint, den Biss im geringsten zu fühlen. Auf dieser Abnahme des Bewusstseins beruht sicher auch die häufig beobachtete Erscheinung, dass Anneliden, welche man in der Gefangenschaft schlecht ernährt, sich selbst verstümmeln." Bei den Kettenkolonieen wird das vorderste Individuum, welches für alle anderen Glieder die Initiative ergreifen muss, indem es vorwärts oder rückwärts kriecht und auch sonst den Gang der Kette regelt, zu einem „Kopfe". Doch muss man sich durch diese von den Zoologen nur mit Vorbehalt gegebene Bezeichnung nicht irreführen lassen. Denn mit dem Kopfe eines Insektes oder irgend eines anderen Gliedertieres hat jenes Segment nur sehr wenig gemein. Die Individualität, welche es darstellt, ist so unbestimmt, dass sich bei einigen geschlechtslosen Annulaten, welche aus etwa vierzig Ringen bestehen, auf der Höhe des dritten Ringes ein geschlechtlich entwickelter individueller Kopf bildet, der sich mit Tentakeln und Antennen versieht und schliesslich das Mutterindividuum verlässt, um ein selbständiges Leben zu führen[1]).

Wegen weiterer Einzelheiten verweisen wir auf die Spezialwerke. Wir brauchen auch die höheren Tiere hier nicht eingehender zu behandeln, da bei diesen die Individualität im gewöhnlichen Sinne des Wortes durch das immer mehr in den

---

[1]) Perrier, a. a. O. S. 448. 491. 501. 452.

Vordergrund tretende Gehirn auf das deutlichste repräsentiert wird. Hoffentlich ist es uns gelungen, den Leser durch diese Abschweifung auf das Gebiet der Zoologie davon zu überzeugen, dass die von uns schon so oft erwähnte Koordination nicht eine blosse Hypothese, sondern eine objektive, mit Händen greifbare Thatsache ist, und dass der von Espinas behauptete Parallelismus zwischen der psychischen und der physiologischen Individualität wirklich besteht, indem die grössere oder geringere Einheit des Bewusstseins an die grössere oder geringere Einheit des Organismus gebunden ist. Immerhin dürfen wir uns nicht verhehlen, dass das Wort „Bewusstsein" oder „psychische Individualität" noch ein sehr verfänglicher Ausdruck ist. Wenn unsere Behauptung, dass die seelische Individualität der subjektive Ausdruck des Organismus sei, das Richtige trifft, so geraten wir, je mehr wir uns von dem menschlichen Typus entfernen, in eine immer grösser werdende Dunkelheit. Das Bewusstsein ist eine Funktion, welche in gewisser Hinsicht mit der Fortpflanzung verglichen werden kann, insofern beide das ganze Individuum zum Ausdruck bringen. Die Fortpflanzung ist, wie alle Lebensthätigkeiten, bei den niedersten Organismen noch an keine bestimmte Stelle des Körpers gebunden. Weiter nach oben hin lokalisiert sie sich immer mehr, und derjenige Teil des Leibes, welchen sie schliesslich für sich in Anspruch nimmt, dient, nachdem er zahllose Vervollkommnungen durchgemacht hat, nur noch dieser Funktion und übt dieselbe als alleiniges Zeugungsorgan für den ganzen Organismus aus. Einen ganz ähnlichen Verlauf nimmt die Entwicklung der seelischen Individualität. Falls die niedersten Organismen überhaupt eine solche besitzen, kann sie bei diesen noch in keiner Weise lokalisiert sein. Auf ihrer höchsten Stufe dagegen ist sie an einen ganz bestimmten Teil des Körpers gebunden, und dieser Teil giebt ebenfalls nach unzähligen Vervollkommnungen jede andere Funktion auf und wird zu dem alleinigen Vertreter der seelischen Individualität für den ganzen Organismus. Das

Gehirn der höheren Tiere hat infolge einer immer weiter fortschreitenden Funktionsübertragung schliesslich den grössten Teil der von der ganzen Kolonie zu leistenden seelischen Arbeit auf sich genommen, es hat mit der Zeit ein immer umfänglicheres Mandat erhalten, und schliesslich sind alle die anderen psychischen Vertreter des Organismus ganz von ihrer Thätigkeit zurückgetreten [1]). Soweit ist alles klar. Greift man aber beliebig eine einzelne Tierart heraus, so ist es fast unmöglich, genau anzugeben, wie weit bei derselben jene psychische Funktionsübertragung fortgeschritten ist. Zum Beispiel ist es sehr fraglich, ob das Rückenmark des Frosches, welches die Physiologen so gern zu ihren Experimenten benutzen, verhältnismässig denselben psychischen Wert besitzt wie das menschliche Rückenmark.

2.

Wir wollen nunmehr zu dem Menschen zurückkehren und zunächst die rein physische Individualität desselben, d. h. die materiellen Grundlagen seiner Persönlichkeit, betrachten. Zu diesem Zwecke müssen wir vorübergehend alle Bewusstseinszustände ausscheiden, allerdings nur, um dieselben später wieder an die ihnen gebührende Stelle treten zu lassen.

1. Es bedarf keiner weiteren Auseinandersetzung, dass das Herz, die Gefässe, die Lungen, der Darmkanal, die Leber, die Nieren und alle anderen Organe des sogenannten vegetativen Lebens in ihren Verrichtungen auf das engste miteinander verknüpft sind, wenn es auch den Anschein hat, als diene jedes derselben nur seinem besonderen Zwecke und stehe zu den anderen in keiner näheren Beziehung. Zahllose zentripetale und zentrifugale Nerven der beiden grossen Systeme, deren Unterschiede durch die Ergebnisse der neueren Forschung immer mehr verwischt werden, d. h. des grossen Sympathikus und des zerebro-spinalen Systems, sind mit ihren Ganglien die Träger

---

[1]) Espinas. Les sociétés animales, S. 520.

dieser Koordination. Es fragt sich nun, ob die Thätigkeit dieser Nerven sich auf die einfachen Molekularbewegungen beschränkt, welche den sogenannten Nervenstrom bilden, oder ob sie auch mit Bewusstseinserscheinungen verknüpft ist und dadurch für das Seelenleben von Bedeutung wird. Dass die vegetative Thätigkeit in gewissen Krankheitsfällen wahrgenommen wird, kann keinem Zweifel unterliegen. Im gesunden Zustande erzeugt sie zwar nur jenes allgemeine Gefühl des Lebens, von dem wir schon so häufig gesprochen haben, doch ist auch dieses Gefühl trotz seiner Unbestimmtheit nicht ohne Bedeutung. Wir behaupten sogar, dass die Nervenprozesse, welche in ihrer Gesamtheit das körperliche Leben bilden, die eigentliche Grundlage der Persönlichkeit sind, und dass sie in dieser Hinsicht eine um so grössere Wichtigkeit besitzen, je weniger sie in den Vordergrund des Bewusstseins treten. Sie erzeugen nicht, wie manche andere Vorgänge, in dem Geiste nur einzelne flüchtige und oberflächliche Bewusstseinszustände, sondern ihr Einfluss erstreckt sich in eine weit grössere Tiefe: sie formen die Nervenzentren und geben denselben einen eigentümlichen, gewohnheitsmässigen Tonus. Man vergegenwärtige sich nur einen Augenblick die ungeheuere Bedeutung, welche diese Nervenprozesse trotz ihrer geringen Intensität dadurch erlangen, dass sie der Seele Tag und Nacht ohne jede Unterbrechung zugeleitet werden, indem sie dabei mit wenigen Variationen immer dasselbe Thema wiederholen. Warum sollen auf diese Weise nicht organische und deshalb dauerhaftere Zustände erzeugt werden, welche die anatomischen und physiologischen Repräsentanten des inneren Lebens sind? Und ausser den vegetativen Organen kommen bei der Bildung der Persönlichkeit auch noch die Nervenzentren selbst in Frage; denn auch diese haben ihre eigene angeborene oder ererbte Beschaffenheit, auf der ihre Fähigkeit zu reagieren beruht; sie verhalten sich nicht nur rezeptiv, sondern rufen auch selbständig Bewegungen hervor, und man darf sie nicht einmal in Gedanken von den Organen trennen, welche sie repräsentieren und mit denen sie eins sind; es besteht demnach zwischen ihnen und den vegetativen Organen ein Wechselverhältnis gegenseitiger Beeinflussung.

In welchem Teile des Gehirns schliesslich alle von dem körperlichen Leben herrührenden Eindrücke wahrgenommen werden, ist eine noch ungelöste Frage. Nach Ferrier sind es die Scheitellappen, welche zu der Sensibilität der vegetativen Organe in besonders enger Beziehung stehen und das anatomische Substrat der den Zustand derselben begleitenden Empfindungen bilden. Falls diese bis jetzt noch unbewiesene Hypothese das Richtige treffen sollte, würde das vegetative Leben, nachdem es sich in einer Reihe dazwischenliegender Zentralorgane abgespiegelt hat, endlich in jener Gehirngegend seine letzte endgültige Vertretung finden, es würde dort gleichsam in einer uns unverständlichen Sprache eingetragen sein, welche durch ihre verschiedenartigen Gruppierungen, oder um besser bei dem Bilde zu bleiben, durch ihre eigentümliche Wort- und Satzstellung, die innere Individualität, und nur diese, zum Ausdruck brächte. Uebrigens ist es für unsere Schlussfolgerungen vollkommen gleichgültig, ob sich die anatomische Vertretung der von dem vegetativen Leben herrührenden Empfindungen in der Scheitelgegend des Gehirns oder anderswo befindet, es ist auch gleichgültig, ob sie an eine bestimmte Stelle gebunden oder auf mehrere Punkte verteilt ist, wenn sie nur überhaupt existiert.

Wir haben uns bei dieser Erörterung absichtlich etwas länger aufgehalten, weil es nicht genug hervorgehoben werden kann, dass die Koordination der zahllosen Nervenprozesse des organischen Lebens die Grundlage der körperlichen und seelischen Persönlichkeit bildet. Denn alle anderen noch hinzukommenden Koordinationen beruhen auf d i e s e r, sie bildet den eigentlichen inneren Menschen, die materielle Form seiner Subjektivität, den letzten Grund seines Denkens und Handelns, die Quelle seiner Instinkte, Gefühle und Leidenschaften, und um die Sprache des Mittelalters zu reden, sein Individuationsprinzip.

Gehen wir nun von innen nach aussen, so sehen wir, dass die Peripherie des Körpers eine Oberfläche darstellt, auf welcher die Endigungen der Nerven ungleich verteilt sind. Die so gebildeten mehr oder weniger dichten Nervennetze leiten von den einzelnen Punkten des Körpers Eindrücke, d. h. Molekularschwingungen, nach innen, sie zentralisieren sich im Rückenmark und steigen von da bis zu dem verlängerten Mark und zu der Varolsbrücke empor. Dort kommen noch die zentralen Endigungen der Kopfnerven hinzu, und damit ist die Reihe der besonderen sensorischen Leitungsbahnen abgeschlossen. Wir dürfen auch nicht die zentrifugalen Nerven vergessen, welche in ähnlicher Weise, nur mit einer immer zunehmenden Dezentralisation, verlaufen. Im grossen und ganzen können wir sagen, dass das Rückenmark, welches eine Ansammlung von neben- und übereinanderliegenden Ganglien ist, und noch mehr das verlängerte Mark mit seinen speziellen, den Atmungs-, Sprech- und Schluckbewegungen sowie anderen Thätigkeiten zugeordneten Zentren neben ihrer Funktion als Leitungsorgane auch noch die Bedeutung haben, dass sie eine Unzahl von Nervenprozessen, die in den verschiedensten Teilen des Körpers stattfinden, zu einer Einheit verarbeiten.

Von der Varolsbrücke an wird die Bedeutung der Nervengebilde immer unklarer. Das Mittelhirn scheint eine kompliziertere Reflexfunktion zu haben als das verlängerte Mark, und dieses dürfte hierin wieder das Rückenmark übertreffen. Die Streifenkörper sind vielleicht ein Zentrum, in welchem sich die gewohnheitsmässigen oder automatischen Bewegungen organisieren, und in den Sehhügeln erblicken viele Gelehrte ein Reflexzentrum des Tastsinns.

Soviel steht jedenfalls fest, dass die innere Kapsel, ein den Hirnschenkel fortsetzendes Bündel weisser Substanz, die Seh- und Streifenhügel durchbricht und in die zwischen dem Sehhügel und dem Linsenkern gelegene enge Oeffnung eindringt, um sich dann in der Hemisphäre als Stabkranz auszubreiten.

In diesem Bündel vereinigen sich vorübergehend alle von der entgegengesetzten Seite des Körpers kommenden oder dahin abgehenden Empfindungs- und Bewegungsnerven. Der vordere Teil wird nur durch motorische Fasern gebildet, der hintere enthält ausser einigen motorischen Nerven die Gesamtheit der sensorischen Fasern mit Einschluss aller speziellen Sinnesnerven. Die vollständige sensorische Bahn teilt sich dann wieder in verschiedene Zweige: der eine geht nach der Stirn-Scheitelbogen-Windung hinauf, die anderen biegen sich rückwärts nach dem Hinterhauptslappen zu, das motorische Bündel endlich verbreitet sich in die graue Rinde der motorischen Regionen.

Diese für den Leser trotz ihrer Kürze vielleicht etwas ermüdende Auseinandersetzung zeigt zur Genüge, wie eng alle Teile des Körpers mit den Grosshirnhemisphären zusammenhängen. In den Hemisphären hat man auch, obwohl noch nicht mit völliger Sicherheit, gewisse Zentralgebiete für einzelne Nerventhätigkeiten nachgewiesen, nämlich eine Anzahl motorischer Stellen, von welchen aus die Bewegungen der verschiedenen Körperteile innerviert werden, und eine sensorische Zone, in welche die Empfindungsnerven münden. Die motorische Region erstreckt sich über die beiden Zentralwindungen, das Parazentralläppchen und den Fuss der Stirnwindungen; das sensorische Gebiet, welches man bis jetzt noch viel weniger bestimmt abzugrenzen vermocht hat, liegt hauptsächlich in der Schläfen-Scheitel-Gegend und vielleicht in den Hinterhauptslappen. Die Bedeutung der Stirnlappen ist noch sehr unklar. Hughlings Jackson, dessen Ansicht wir hier beiläufig erwähnen wollen, hält dieselben für Zentralgebiete höherer Instanz, welche dazu bestimmt seien, die Thätigkeiten der anderen Zentren noch weiter zu kombinieren und zu koordinieren [1]).

Wir können hier nicht auf die älteren und neueren Theo-

---

[1]) Lectures on Evolution and Dissolution of the Nervous System. 1884.

rieen über die physiologische und psychologische Bedeutung der einzelnen Zentralherde eingehen, da wir mit unseren Auseinandersetzungen sonst einen starken Band füllen würden. Im grossen und ganzen aber können wir sagen, dass in der Hirnrinde alle verschiedenen Formen der Nerventhätigkeit vertreten sind: es finden sich in derselben Zentren für die Eingeweide, für die Muskeln, für den Tastsinn, für die Augen, für das Gehör, für den Geruchs- und Geschmackssinn, für allerhand Bewegungen und insbesondere auch für die verschiedenen Arten des Gedankenausdrucks. Dabei handelt es sich übrigens nicht um eine direkte Vertretung: die Fortpflanzung der peripherischen Eindrücke nach dem Gehirn lässt sich nicht mit der telegraphischen Uebermittelung einer Depesche von der Aufgabestation nach dem zunächstgelegenen Bureau vergleichen, denn man hat beobachtet, dass ein Individuum selbst dann, wenn sein Rückenmark bis auf die Dicke einer Federspule geschwunden war und sich von der grauen Substanz nur noch ein unendlich kleiner Teil erhalten hatte, noch im stande war, peripherische Eindrücke wahrzunehmen. (Charcot.) Wenn diese Vertretung aber auch nur eine mittelbare oder sogar doppelt mittelbare ist, so ist sie doch eine totale oder kann es wenigstens sein. Zwischen den Aequivalenten der an den verschiedenen Stellen des Körpers stattfindenden Nervenprozesse werden durch die zwischen den beiden Gehirnhalbkugeln und zwischen den verschiedenen Zentren jeder einzelnen Halbkugel bestehenden Kommissuren zahllose Verbindungen hergestellt, welche teils angeboren sind, teils durch die Lebenserfahrung neu geknüpft werden, und die sich in allen Graden der Stabilität vorfinden[1]). Die physische Per-

[1]) Es kann z. B. keinem Zweifel unterliegen, dass einem des Schreibens unkundigen Manne verschiedene Assoziationen sehr feiner Bewegungen fehlen, welche infolgedessen auch in seinem Gehirn keinerlei Vertretung finden und mit den der Lautform der Wörter entsprechenden Nervendispositionen nicht verknüpft sind. Aehnlich verhält es sich in vielen anderen Fällen.

sönlichkeit oder genauer gesagt ihre letzte Vertretung erscheint uns demnach nicht wie ein Mittelpunkt, von dem alles ausstrahlt und in den alles mündet (Descartes' Zirbeldrüse), sondern als ein höchst verwickeltes, unentwirrbares Netzgestrick, welches die Histologen, Anatomen und Physiologen jeden Augenblick in Verlegenheit setzt.

So oberflächlich diese Skizze auch sein mag, wird sie doch den Leser schon ein wenig davon überzeugen, dass die Ausdrücke „Konsensus“ und „Koordination“ nicht inhaltslose Wörter oder blosse Abstraktionen sind, sondern dass sie den wahren Sachverhalt in angemessener Weise bezeichnen.

2. Wir wollen nunmehr das bisher ausgeschiedene seelische Element wieder zu seinem Rechte kommen lassen und zusehen, welche Folgerungen sich dann ergeben. Das Bewusstsein ist für uns, wie wir in der Einleitung auseinandergesetzt haben, nicht eine Wesenheit, sondern eine Summe von verschiedenartigen Zuständen, von denen jeder auf das engste mit der Gehirnthätigkeit zusammenhängt, sodass er nur dann entstehen oder fortdauern kann, wenn in dem Gehirn die entsprechenden Bedingungen vorhanden sind. Daraus ergiebt sich, dass bei jedem Menschen die Summe der Bewusstseinszustände viel geringer ist als die Summe der Nervenprozesse; denn zu den letzteren gehören ja auch alle Reflexe von den einfachsten bis zu den kompliziertesten. Oder um es bestimmter auszudrücken: in einem Zeitraum von fünf Minuten wickelt sich in uns eine Kette von Empfindungen, Gefühlen, Sinnesvorstellungen, Ideen und Willensakten ab, deren Zahl die Wissenschaft mit hinreichender Genauigkeit festzustellen vermag. Die Zahl der Nervenprozesse aber, welche in uns während derselben Zeit stattfinden, ist eine weit grössere. Die bewusste Persönlichkeit bringt deshalb nicht die gesamte Thätigkeit der Nervenzentren zum Ausdruck, sondern sie stellt dieselbe nur in einigen Hauptzügen und in verjüngtem Maassstabe dar. Es ist dies die natürliche Folge der Beschaffenheit unseres Geistes: unsere Be-

wusstseinszustände ordnen sich in der Zeit, und nicht im Raume, also nur nach éiner, und nicht nach mehreren Dimensionen. Zwar können mehrere einfache Bewusstseinszustände so innig miteinander verschmelzen und so sehr ineinander aufgehen, dass sie zusammen wieder einen einzigen sehr komplizierten Zustand ausmachen, der sich dann als einfaches Glied in die Kette einfügt; ebenso können auch innerhalb gewisser Grenzen einige Bewusstseinszustände eine Zeit lang nebeneinander existieren; trotz alledem aber bleibt der Umfang des Bewusstseins und besonders der des klaren Bewusstseins immer ein äusserst beschränkter. Die bewusste Persönlichkeit entspricht demnach der objektiven, durch die gesamte Gehirnthätigkeit repräsentierten Individualität nicht mit derselben Genauigkeit, mit welcher ein Abzug dem Bilde auf der Druckplatte entspricht, sondern das Verhältnis ist eher ein solches, wie es zwischen einer topographischen Zeichnung und dem durch dieselbe dargestellten Lande besteht.

Um die Frage beantworten zu können, warum einige Nervenprozesse mit Bewusstseinserscheinungen verknüpft sind, und bei welchen dies der Fall ist, müsste man die Bedingungen des Bewusstseins erforscht haben. Diese aber sind, wie wir schon oben auseinandergesetzt haben, zum grössten Teile noch unbekannt. Es ist auch viel darüber hin und her gestritten worden, wie weit die fünf in der Hirnrinde nachweisbaren Zellenschichten bei der Bildung des Bewusstseins beteiligt sind, doch ist man auf diesem Gebiete, wie die Autoren selbst zugeben, über blosse Vermutungen noch nicht hinausgekommen. Da die Psychologie aus schlecht bewiesenen physiologischen Hypothesen keinen Nutzen ziehen kann, gehen wir hier auf diese verschiedenen Ansichten nicht weiter ein. Darüber aber kann jedenfalls kein Zweifel herrschen, dass die Bewusstseinszustände sich gegenseitig mit nimmer ruhender Beweglichkeit hervorzurufen und zu verdrängen suchen. Diese Erscheinung beruht auf einer Uebertragung und feindlichen Reibung von Kräften, einer Wechselwirkung, welche nach der gewöhnlichen Annahme zwischen Bewusstseinszuständen, nach unserer Auffassung aber zwischen den die Bewusstseinszustände tragenden und erzeugenden Nervenelementen stattfindet. Man hat diese einander hervorrufenden oder hemmenden Assoziationen in unserer Zeit sehr eingehend studiert, doch interessieren uns dieselben hier weniger. Wir müssen etwas tiefer eindringen und die Bedingungen ihrer organischen Einheit zu erforschen suchen. Denn die Bewusstseinszustände sind nicht Irrlichter, die regellos bald hier bald dort aufflackern, sondern es besteht zwischen ihnen ein gewisser Zusammenhang, welcher der subjektive Ausdruck ihrer objektiven Koordination ist. Darin liegt der letzte Grund ihrer Kontinuität. Obwohl wir diese Thatsache schon oben erörtert haben, ist sie doch so wichtig, dass wir kein Bedenken tragen, sie hier noch einmal von einer anderen Seite aus zu betrachten.

Wir machen zunächst darauf aufmerksam, dass es sich dabei nicht um das auf klarer Ueberlegung beruhende Ichbewusstsein, sondern um jene natürliche Selbstempfindung handelt, welche jeder gesunde Mensch besitzt. Meine Bewusstseinszustände haben sämtlich einen doppelten Charakter: sie sind erstens von der oder jener Beschaffenheit, und zweitens werden sie von mir als die meinigen empfunden: ein Schmerz, den ich fühle, ist nicht ein Schmerz schlechthin, sondern mein Schmerz, und eine von mir gemachte Wahrnehmung, z. B. die eines Baumes, ist nicht bloss eine Wahrnehmung, sondern meine Wahrnehmung. Jeder Bewusstseinszustand hat sein besonderes Gepräge, welches bewirkt, dass ich ihn als einen mir allein eigentümlichen auffasse. Fehlt ihm dieses Gepräge, so erscheint er mir als etwas Fremdes, wie dies ja in Krankheitsfällen der oben beschriebenen Kategorieen thatsächlich vorkommt. Das gemeinsame Gepräge der verschiedenen Bewusstseinszustände deutet auf einen gemeinsamen Ursprung derselben hin, und wo kann dieser Ursprung anders liegen als im Organismus? Denken wir uns, ein Mensch sei seiner fünf speziellen Sinne beraubt worden und habe damit zugleich auch die auf denselben beruhenden Wahrnehmungen, Sinnesvorstellungen, Ideen, Ideenverbindungen und Ideen- und Gefühlsassoziationen eingebüsst, so würde bei ihm immer noch das innere organische Leben und die eigentümliche Sensibilität desselben übrigbleiben, welche den Zustand und die Thätigkeit der einzelnen Organe, ihre allgemeinen oder lokalen Veränderungen und das Steigen oder Sinken des Lebenstonus zum Ausdruck bringt. Ein im tiefsten Schlafe liegender Mensch kommt diesem hypothetischen Zustande ziemlich nahe. Kehren wir das Verhältnis um und versuchen wir uns die fünf Sinne mit der an dieselben geknüpften Seelenthätigkeit ohne das Gemeingefühl und gleichsam im Leeren schwebend vorzustellen, so sehen wir, dass eine solche Annahme allen unseren Begriffen zuwiderläuft. Denn in den einzelnen Sinnesapparaten dürfen wir keineswegs Abstraktionen erblicken. Es giebt nicht ein Seh- oder Hörorgan im allgemeinen, so wie es in den Lehrbüchern der Physiologie beschrieben wird, sondern nur konkrete, individuelle Organe, von denen selbst bei Individuen derselben Gattung (abgesehen vielleicht von einigen Zwillingen) niemals zwei völlig identische Exemplare zu finden sind. Und die Sinnesapparate haben nicht allein in dieser Weise bei jedem Individuum ihre eigene Beschaffenheit, welche direkt und naturgemäss jeder durch sie vermittelten Wahrnehmung ein besonderes Gepräge aufdrückt, sondern sie stehen auch jeden Augenblick und in jeder Form in einem engen Abhängigkeitsverhältnis zu dem körperlichen Leben, d. h. also zu dem Blutumlauf und der Atmung, zur Verdauung, Absonderung u. s. w. Diese verschiedenen Aeusserungen der Individualität kommen zu jeder Wahrnehmung, Gefühlsregung und Idee hinzu und verschmelzen damit zu einer Einheit, etwa in der Art, wie die Obertöne eines Klanges mit dem Grundton zusammenfliessen. Der persönliche, besitzanzeigende Charakter unserer Bewusstseinszustände ist demnach nicht, wie einige Autoren gemeint haben, das Ergebnis eines mehr oder weniger klaren Urteils, welches dieselben in dem Augenblicke ihres Entstehens als die unsrigen bezeichnet, er ist nicht ein neu hinzukommendes Element, sondern ein integrierender Teil der Gesamterscheinung, der sich mit aus den physiologischen Bedingungen derselben ergiebt. Man sieht daraus, dass es unmöglich ist, den Ursprung der Bewusstseinszustände zu ermitteln, wenn man dieselben nur für sich allein betrachtet; denn sie können nicht zugleich Wirkung und Ursache, d. h. subjektive Zustände und Nervenprozesse sein.

Die pathologische Erfahrung bestätigt diesen Schluss vollkommen. Wir haben oben gesehen, dass das Gefühl des Ichs durch den jeweiligen Zustand des Organismus höher und tiefer gestimmt wird, und dass manche Patienten, bei denen der Grundton dieses Gefühls nicht mehr dieselben Obertöne hat, behaupten, „ihre Empfindungen seien andere geworden". Endlich haben wir auch Fälle kennen gelernt, in denen einzelne Bewusstseinszustände ihr persönliches Gepräge allmählich so sehr verloren, dass sie einen objektiven Charakter annahmen und dem Individuum gänzlich entfremdet wurden. Wir wissen nicht, wie man alle diese Thatsachen anders als durch unsere Theorie erklären will.

John Stuart Mill wirft an einer oft zitierten Stelle seiner Examination of Sir W. Hamilton's Philosophy die Frage auf, wo in letzter Linie die unerklärliche „organische Verbindung" liege, welche die Bewusstseinszustände nach bestimmten Gesetzen aneinanderknüpfe und in dem Geiste das gemeinsame und bleibende Element darstelle. Er beantwortet diese Frage dahin, dass wir schliesslich „vom Geiste nur die Bewusstseinszustände konstatieren können". Wenn man sich auf die Betrachtung des blossen Ideenlebens beschränkt, muss man dem englischen Philosophen hierin unzweifelhaft Recht geben. Doch muss man andererseits auch bedenken, dass eine Anzahl von Wirkungen noch längst nicht eine Ursache ist, und dass jedes noch so eingehende Studium dieser Wirkungen nur unvollständige Ergebnisse liefert, wenn man nicht gründlicher zu Werke geht und in jene dunkle Tiefe hinabsteigt, in welcher, wie Taine sagt, „unaufhörlich zahllose Ströme zirkulieren, die unserem Bewusstsein völlig verborgen bleiben". Das von Mill gesuchte organische Band liegt nach der Definition des Organismus in diesem selbst[1]).

Der Organismus und seine höchste Vertretung, das Gehirn, bildet die wahre Persönlichkeit, er enthält in sich die Ueberreste von allem, was wir gewesen sind, und die Möglichkeiten alles dessen, was wir sein werden. In dem Organismus ruht der gesamte individuelle Charakter mit seinen aktiven und passiven Anlagen, mit seinen Sympathieen und Antipathieen, seinem Genie, seinem Talent oder seiner Thorheit, mit seinen Tugenden und Lastern, seiner Trägheit oder Unternehmungslust. Was davon an die Oberfläche des Bewusstseins kommt, ist wenig im Vergleich zu dem, was verborgen bleibt, obwohl es in der Stille mitwirkt. Die bewusste Persönlichkeit ist immer nur ein geringer Teil der physischen Individualität.

Wir dürfen demnach die Einheit des Ichs nicht mit den Spiritualisten als die Einheit einer absolut einfachen Substanz auffassen, welche sich in mannigfaltige Einzelerscheinungen zersplittert, sondern wir haben in derselben die Koordination einer

---

[1]) Mill konnte bei der Art seiner Fragestellung aus der Zurückführung des Ichs auf den Organismus kaum irgendwelchen Nutzen ziehen, da er an der Stelle, die wir hier im Sinne haben, den Körper nicht vom physiologischen, sondern vom metaphysischen Standpunkt aus betrachtet. Uebrigens lässt sich unsere der Form nach materialistische Theorie mit jeder metaphysischen Auffassung in Einklang bringen. Denn wir suchen die bewusste Persönlichkeit nur auf ihre u n m i t t e l b a r e n, in dem Organismus enthaltenen Bedingungen zurückzuführen. Ueber die l e t z t e n Voraussetzungen dieser Bedingungen haben wir hier kein Urteil abzugeben; es steht jedem frei, sich dieselben nach seiner Weise zu denken. Vgl. darüber die treffenden Bemerkungen Feuillée's in seiner Science sociale contemporaine, S. 221-225.

gewissen Anzahl von unaufhörlich wechselnden Geisteszuständen zu erblicken, deren einzigen bleibenden Hintergrund das unbestimmte körperliche Gemeingefühl bildet. Die Einheit kommt nicht von oben, sondern von unten; sie ist nicht ein Anfangspunkt, sondern ein Entwicklungs**abschluss**.

Es fragt sich nun, ob eine solche vollkommene Einheit in Wirklichkeit überhaupt jemals vorkommt. Im strengen mathematischen Sinne des Wortes existiert sie sicherlich nirgends, und auch im relativen Sinne ist sie nur selten anzutreffen und hat dann gewöhnlich eine sehr kurze Dauer. Wir finden sie z. B. bei einem guten Schützen im Augenblicke des Zielens oder bei einem geschickten Chirurgen während einer Operation. In derartigen Momenten konzentriert sich thatsächlich die gesamte geistige und körperliche Thätigkeit auf einen einzigen Punkt. Doch verschwindet dafür dann wieder das Gefühl der wirklichen Persönlichkeit, da das bewusste Individuum ganz in einer einzigen Idee aufgeht. Das Gefühl der Persönlichkeit verträgt sich demnach in keiner Weise mit der vollkommenen Einheit des Bewusstseins, und wir gelangen auch auf diesem Wege wieder zu dem Schlusse, dass das Ich eine Koordination sein muss. Die vollkommene Einheit und die absolute Koordinationslosigkeit sind die beiden Extreme, zwischen denen es hin und her schwankt, und die seinem Dasein ein Ziel setzen. Innerhalb dieser Grenzen finden sich alle denkbaren Abstufungen, und es ist nicht immer möglich, das Normale scharf von dem Abnormen zu scheiden, da das eine oft in das andere übergeht[1]).

[1]) Selbst im gesunden Zustande ist die Koordination oft eine so lose, dass mehrere Reihen von Bewusstseinszuständen getrennt nebeneinander existieren. Man kann z. B. mit einem unklaren, intermittierenden Gefühl der stattfindenden Bewegungen gleichzeitig gehen und eine Handarbeit verrichten. Ebenso verträgt sich beschauliches Träumen mit Gesang; sobald die Gedanken eine bestimmtere Form annehmen, hört natürlich das Singen auf. Bei vielen Leuten vertritt ein solcher Zustand, welcher zwischen Denken und Nichtdenken die Mitte hält, die wirkliche geistige Thätigkeit.

Die Einheit des Ichs im psychologischen Sinne ist demnach nichts anderes als der während einer gegebenen Zeit zu beobachtende wechselseitige Zusammenhang einer gewissen Zahl klarer Bewusstseinszustände, welche von anderen weniger klaren Geisteszuständen und zahlreichen physiologischen Zuständen begleitet werden, von denen die letzteren, obwohl sie nicht mit Bewusstseinserscheinungen verknüpft sind, doch den bewussten Zuständen an Wirksamkeit nicht nachstehen, ja dieselben darin sogar oft übertreffen. Einheit bedeutet hier Koordination, und da der Konsensus des Bewusstseins dem Konsensus des Organismus untergeordnet ist, ergiebt sich die weitere Folgerung, dass das Problem der Einheit des Ichs in letzter Linie als ein biologisches Problem aufgefasst werden muss. Die Biologie hat, wenn sie dazu im stande ist, die Entstehung und die innere Einheit der Organismen zu erklären, und die Psychologie kann nur in ihren Fussstapfen wandeln. Dies nachzuweisen haben wir im einzelnen bei der Darstellung und Besprechung der krankhaften Fälle versucht. Unsere Arbeit ist somit an ihrem Ende angelangt.

FSC
www.fsc.org
MIX
Papier | Fördert gute Waldnutzung
FSC® C083411

Zeitfracht Medien GmbH
Ferdinand-Jühlke-Straße 7
99095 Erfurt, Deutschland
produktsicherheit@kolibri360.de